CARO LEITOR, CARA LEITORA

Ciência de Dados e Inteligência Artificial é um livro inovador e, por isto, inclui uma inédita ferramenta de certificação dos leitores que desejarem participar de um *quiz*, com perguntas sobre o conteúdo do livro.

O leitor e/ou a leitora poderão acessar dois níveis do *quiz*: o primeiro, chamado de básico, porque possui um nível simplificado de dificuldade, concede o Certificado de Conhecimentos Básicos em Ciência de Dados e Inteligência Artificial; e o segundo nível, nomeado de avançado, traz perguntas mais complexas e em maior quantidade numérica, exigindo maior conhecimento sobre o assunto para que seja obtida uma boa pontuação, e concede o Certificado de Conhecimentos Avançados em Ciências de Dados e Inteligência Artificial.

O *quiz* está disponível através do *site*: https://*quiz*.evoluxia.com.br ou a leitura do código abaixo existente. Para acessar o nível avançado é necessária a utilização do código: **LCDIA2122**.

Desejamos uma boa leitura,

Alexandre Massa Rzezinski

DIRETOR EXECUTIVO E EDITORIAL

Ciência de Dados e a Inteligência Artificial

na Área da Saúde

Ciência de Dados e a Inteligência Artificial *na Área da Saúde*

Antonio Valerio Netto
Lilian Berton
André Kazuo Takahata

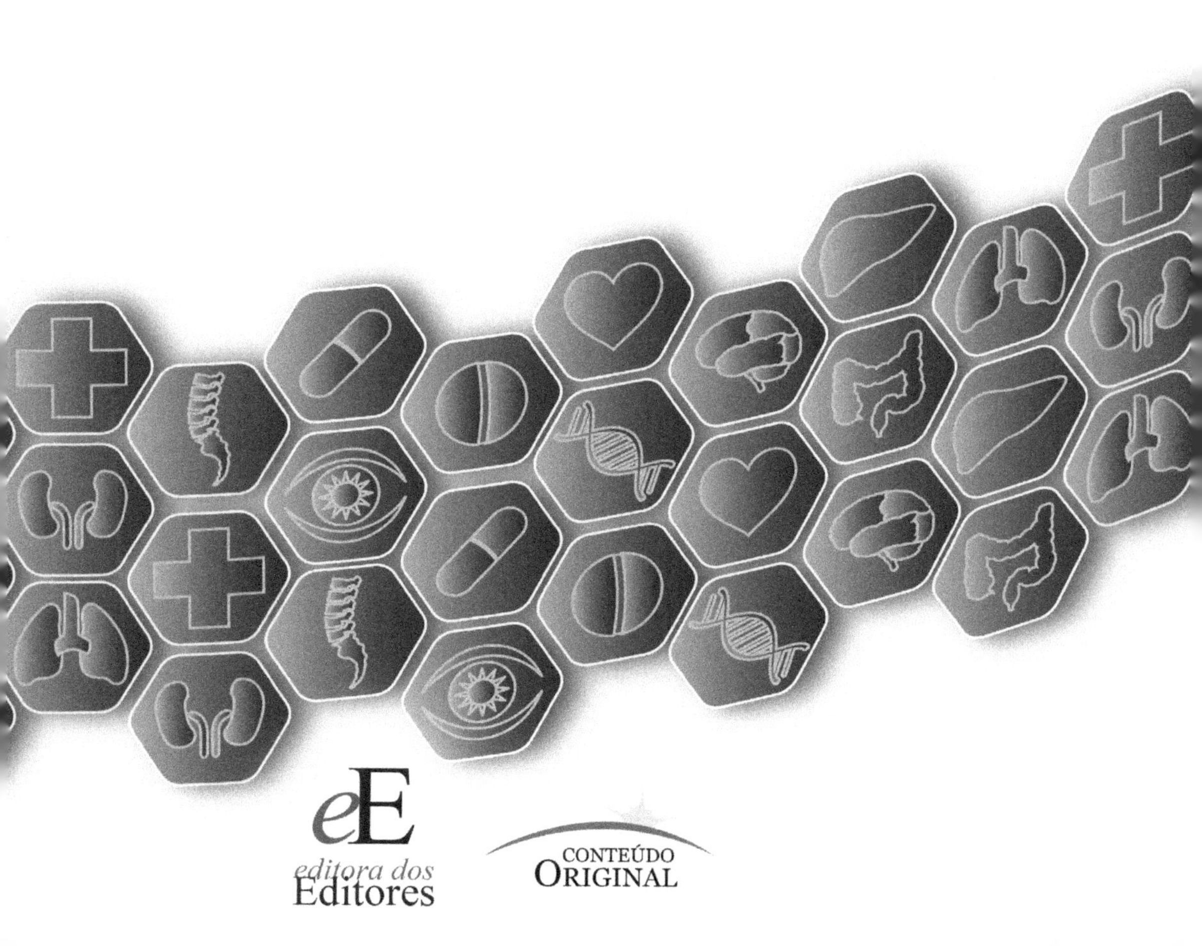

eE
editora dos Editores

CONTEÚDO ORIGINAL

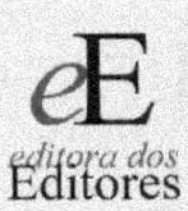

Ciência de Dados e a Inteligência Artificial na Área da Saúde
Antonio Valerio Netto | Lilian Berton | André Kazuo Takahata

Editora dos Editores
São Paulo: Rua Marquês de Itu, 408 - sala 104 – Centro.
(11) 2538-3117
Rio de Janeiro: Rua Visconde de Pirajá, 547 - sala 1121 – Ipanema.
www.editoradoseditores.com.br

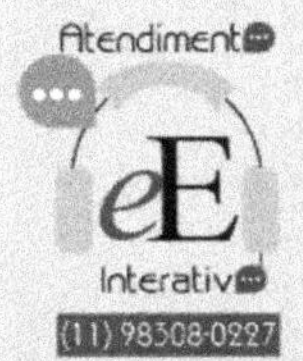

Impresso no Brasil
Printed in Brazil
1ª impressão – 2022

Este livro foi criteriosamente selecionado e aprovado por um Editor científico da área em que se inclui. A Editora dos Editores assume o compromisso de delegar a decisão da publicação de seus livros a professores e formadores de opinião com notório saber em suas respectivas áreas de atuação profissional e acadêmica, sem a interferência de seus controladores e gestores, cujo objetivo é lhe entregar o melhor conteúdo para sua formação e atualização profissional. Desejamos-lhe uma boa leitura!

Dados Internacionais de Catalogação na Publicação (CIP)
Angélica Ilacqua CRB-8/7057

Valério Netto, Antônio

Ciência de Dados e a inteligência artificial na área da saúde / Antônio Valério Netto, Lilian Berton, André Kazuo Takahata. -- São Paulo: Editora dos Editores, 2021.

224 p.

Bibliografia
ISBN 978-65-86098-60-0

1. Inteligência artificial – Aplicações médicas 2. Informática na medicina I. Título II. Berton, Lilian . III. Takahata, André Kazuo.

21-5459 CDU 610.285

Índices para catálogo sistemático:
1. Inteligência artificial - Aplicações médicas

Sobre os Editores

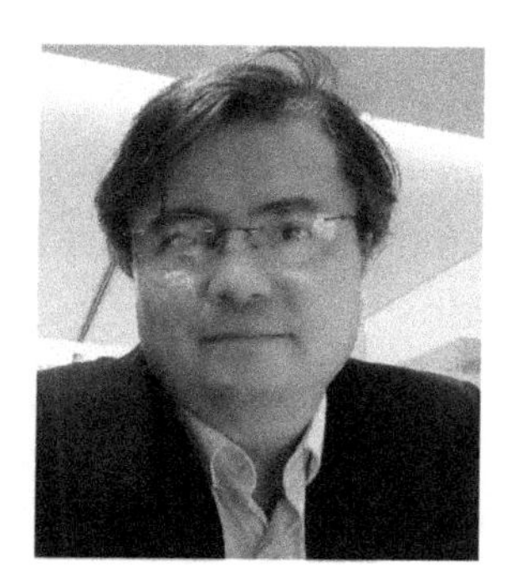

ANTONIO VALERIO NETTO é professor visitante na área de *health data science* e telemedicina na Escola Paulista de Medicina (EPM/UNIFESP). Pós-doutor em biotelemetria e telemedicina pelo Instituto de Ensino e Pesquisa (IEP) do Hospital Sírio Libanês (HSL). Doutor em computação e matemática computacional pela USP na área de *Health Data Science*. Possui MBA em Marketing pela FUNDACE (FEA-RP/USP). É técnico em informática pela ETEP, Bacharel em computação pela Universidade Federal de São Carlos (UFSCar) e mestre em engenharia pela USP. Em 2001 foi pesquisador visitante na *school of optometry* da *Indiana University* (EUA). Trabalhou cinco anos na área de P&D da Opto Eletrônica S.A. e, posteriormente, três anos como consultor de novas tecnologias da T-Systems. Durante dois anos foi gerente de inovação da VirtualCare, *startup* focada em biotelemetria e *mhealth*. Em 2003, fundou a Cientistas Desenvolvimento Tecnológico, empresa focada no desenvolvimento de sistemas computacionais que em 2009 foi considerada pelo SEBRAE

SP uma das pequenas empresas mais inovadora do estado de São Paulo. Em 2007, fundou a XBot, primeira empresa de robótica para área de tecnologia educacional, que em 2011 foi uma das vencedoras do prêmio nacional de empreendedorismo e em 2012 recebeu o Prêmio MPE Brasil Estadual São Paulo de destaque em boas práticas de responsabilidade social. É avaliador *ad-hoc* do CNPq, da Fundação de Amparo à Ciência e Tecnologia do Estado de Pernambuco (FACEPE), da Fundação de Amparo à Pesquisa do Estado da Bahia (FAPESB) e Assessor Científico do Fundo Mackenzie de Pesquisa. Possui mais de 100 publicações entre livros, capítulos de livros, revistas e congressos internacionais e nacionais nas áreas de computação e engenharia. Possui oito pedidos de patentes e seis registros de marcas. Coordenou em torno de 15 projetos tecnológicos financiados pela FINEP, CNPq, FAPESP e empresas privadas nos últimos anos. Desde 2011 é pesquisador bolsista do CNPq em Desenvolvimento Tecnológico e Extensão Inovadora (DT).

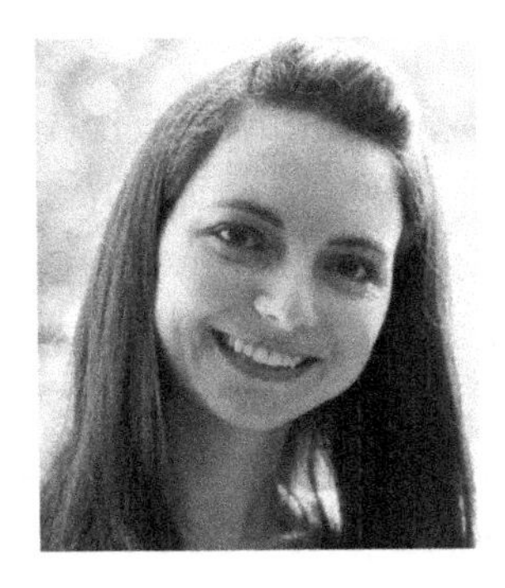

LILIAN BERTON é professora adjunto no Instituto de Ciência e Tecnologia (ICT) da Universidade Federal de São Paulo (UNIFESP) desde 2017. Realizou seu pós-doutorado pela Universidade do Estado de Santa Catarina (UDESC) entre 2016 e 2017. É doutora e mestre em Ciências da Computação e Matemática Computacional pelo Instituto de Ciências

Matemáticas e de Computação da Universidade de São Paulo (ICMC/USP). Possui duas graduações, análise de sistemas e matemática, ambas pela Universidade Estadual do Centro-Oeste (UNICENTRO/PR). Tem experiência em aprendizado de máquina e redes complexas, principalmente nos seguintes tópicos: classificação e agrupamento de dados, aprendizado semi-supervisionado baseado em grafos, construção de redes, seleção e propagação de rótulos e medidas de centralidade. As principais aplicações de seu trabalho incluem análise de redes sociais, reconhecimento de padrões em imagens e dados climáticos, além de processamento de textos.

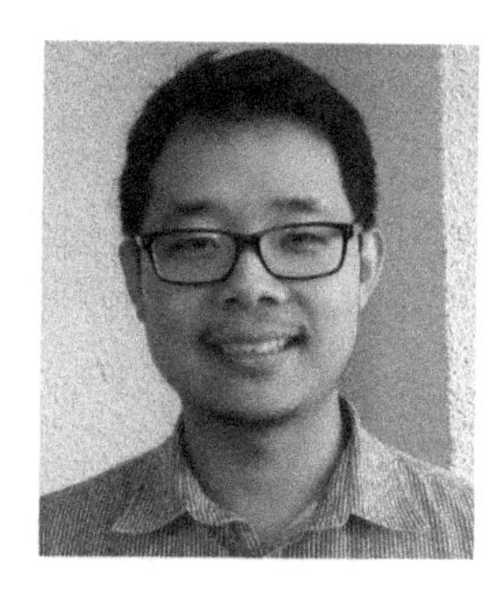

ANDRÉ KAZUO TAKAHATA é docente no curso de Engenharia de Informação na Universidade Federal do ABC (UFABC) desde 2016. Realizou dois pós-doutorados: o primeiro na UNICAMP com a parceria da Petrobrás entre 2014 e 2015 e o segundo na UFABC em 2016. Possui doutorado em Engenharia Elétrica pela UNICAMP (2014). Também possui mestrado e graduação em Engenharia Elétrica pela UNICAMP. Durante o seu doutorado realizou estágio no exterior na *University of Oslo* na Noruega por meio do Programa Institucional de Bolsas de Doutorado Sanduíche no Exterior (PDSE) pela CAPES. Foi sócio fundador da startup DSPGeo (2014-2015) e engenheiro de software no Instituto de Pesquisas Eldorado. É revisor do *journal of research on biomedical engineering.*

Sobre os Colaboradores

ANA CLAUDIA PINTO possui doutorado em Medicina (Neuroendocrinologia) pela Universidade Federal de São Paulo (UNIFESP), MBA Executivo IBMEC SP, Qualidade de vida no trabalho pela FIA / Universidade de São Paulo (USP), MBA Executivo no INSPER e *Digital Strategy for Business* pela *Columbia Business School Executive Education*. Possui mais de 20 anos de experiência no mercado de saúde em empresas brasileiras e multinacionais, com foco em oferecer a melhor qualidade de assistência médica, priorizando a experiência do usuário, coordenação de atendimento com a pessoa no centro do atendimento, bem como a sustentabilidade dos custos. Sempre à frente da inovação no mercado da saúde, com sólida experiência em ferramentas digitais, metodologia *Agile, Design Thinking*, Experiência do Usuário, Análise de Dados e TI para aumentar a qualidade da saúde, melhorar a UX e diminuir os custos. Mais recentemente, adicionando a telemedicina como mais uma ferramenta para o gerenciamento da saúde. Além disso, tem mantido seu consultório como endocrinologista e atividades docentes como professor no MBA em Gestão de Saúde da População e treinando residentes do PROAHSA - FMUSP/ EAESP FGV, que têm o objetivo de formar profissionais que são absorvidos por diferentes setores da Gestão e Administração em Saúde, públicos, privados ou do terceiro setor. Possui sólida experiência com planos de saúde, seguradoras, corretores e empresas de gestão de saúde, gerenciando equipes clínicas, focadas em inovação e design de produtos, aplicando economia comportamental. Experiência com tropicalização de conteúdo para melhorar a jornada do paciente usando tecnologia móvel e integração entre recursos digitais e humanos. Além disso, foi responsável por diferentes áreas durante a carreira como Desenvolvimento de Negócios, Relacionamento com Clientes, TI e Produto. Possui experiência com análise de dados, aplicando técnicas de modelagem preditiva e aprendizado de máquina para trabalhar com grandes quantidades de dados de várias fontes, para serem adequadamente analisados e integrados ao atendimento clínico.

ANDRÉ KAZUO TAKAHATA é docente no curso de Engenharia de Informação na Universidade Federal do ABC (UFABC) desde 2016. Realizou dois pós-doutorados: o primeiro na UNICAMP com a parceria da Petrobrás entre 2014 e 2015 e o segundo na UFABC em 2016. Possui doutorado em Engenharia Elétrica pela UNICAMP (2014). Também possui mestrado e graduação em Engenharia Elétrica pela UNICAMP. Durante o seu doutorado realizou estágio no exterior na *University of Oslo* na Noruega por meio do Programa Institucional de Bolsas de Doutorado Sanduíche no Exterior (PDSE) pela CAPES. Foi sócio fundador da startup DSPGeo (2014-2015) e engenheiro de software no Instituto de Pesquisas Eldorado. É revisor do *journal of research on biomedical engineering*.

ANTONIO VALERIO NETTO é professor visitante na área de *health data science* e telemedicina na Escola Paulista de Medicina (EPM/UNIFESP). Pós-doutor em biotelemetria e telemedicina pelo Instituto de Ensino e Pesquisa (IEP) do Hospital Sírio Libanês (HSL). Doutor em computação e matemática computacional pela USP na área de *Health Data Science*. Possui MBA em Marketing pela FUNDACE (FEA-RP/USP). É técnico em informática pela ETEP, Bacharel em computação pela Universidade Federal de São Carlos (UFSCar) e mestre em engenharia pela USP. Em 2001 foi pesquisador visitante na *school of optometry* da *Indiana University* (EUA). Trabalhou cinco anos na área de P&D da Opto Eletrônica S.A. e, posteriormente, três anos como consultor de novas tecnologias da T-Systems. Durante dois anos foi gerente de inovação da

VirtualCare, *startup* focada em biotelemetria e *mhealth*. Em 2003, fundou a Cientistas Desenvolvimento Tecnológico, empresa focada no desenvolvimento de sistemas computacionais que em 2009 foi considerada pelo SEBRAE SP uma das pequenas empresas mais inovadora do estado de São Paulo. Em 2007, fundou a XBot, primeira empresa de robótica para área de tecnologia educacional, que em 2011 foi uma das vencedoras do prêmio nacional de empreendedorismo e em 2012 recebeu o Prêmio MPE Brasil Estadual São Paulo de destaque em boas práticas de responsabilidade social. É avaliador *ad-hoc* do CNPq, da Fundação de Amparo à Ciência e Tecnologia do Estado de Pernambuco (FACEPE), da Fundação de Amparo à Pesquisa do Estado da Bahia (FAPESB) e Assessor Científico do Fundo Mackenzie de Pesquisa. Possui mais de 100 publicações entre livros, capítulos de livros, revistas e congressos internacionais e nacionais nas áreas de computação e engenharia. Possui oito pedidos de patentes e seis registros de marcas. Coordenou em torno de 15 projetos tecnológicos financiados pela FINEP, CNPq, FAPESP e empresas privadas nos últimos anos. Desde 2011 é pesquisador bolsista do CNPq em Desenvolvimento Tecnológico e Extensão Inovadora (DT).

FABIO AUGUSTO FARIA possui graduação em Ciência da Computação (UNESP, 2007), Mestrado em Ciência da Computação (UNICAMP, 2010) e Doutorado (UNICAMP, 2014). Foi Pesquisador Visitante na *University of South Florida*, Tampa/Florida (04/2012 -- 04/2013) sob a orientação do Prof. Dr. Sudeep Sarkar. De 03/2014 a 03/2015, realizou pós-doutoramento no Instituto de Computação da Universidade de Campinas sob a supervisão do professor Dr. Ricardo Torres dentre 2014-2015. Atualmente é Professor Adjunto no Instituto de Ciência e Tecnologia da Universidade Federal de São Paulo, coordenador do Grupo de Robótica FORGERS e membro do Grupo de Inovação baseada em Imagens e Sinais (GIBIS). As áreas de pesquisas de maior interesse são Aprendizagem de Máquina, Processamento de Imagens, Mineração de Dados e Fusão de Informação.

FÁBIO AUGUSTO MENOCCI CAPPABIANCO é formado em engenharia de computação pelo Instituto de Computação Universidade Estadual de Campinas. Obteve seu mestrado e doutorado em ciência da computação também pelo Instituto de Computação da Universidade Estadual de Campinas, com doutorado sanduíche pelo Departamento de Radiologia da Universidade da Pensilvânia, EUA. Tem atuado desde 2010 como docente e pesquisador pela Universidade Federal de São Paulo com pesquisa nas áreas de desenvolvimento de arquiteturas de hardware com foco em FPGAs e no processamento e análise de imagens, com foco em imagens médicas. Desde 2018, atua na posição de professor associado. Trabalhou em seu doutorado com imagens de ressonância magnética do cérebro, desenvolvendo aplicativos para segmentação e filtragem de imagens. Fez dois cursos certificados em radioterapia pela Varian Sistemas (atualmente parte da Siemens), sendo um deles de 17 dias na sua sede em Baden, Suíça em 2018. Em 2019, fez uma visita técnica de 2 meses na Universidade da Pensilvânia para o desenvolvimento de métricas de avaliação de segmentação de imagens médicas.

FELIPE MANCINI é professor adjunto da Universidade Federal de São Paulo (UNIFESP) desde 2013, atuando na secretaria de educação a distância - campus Reitoria, e no programa de pós-graduação em gestão e informática em saúde – campus São Paulo. É doutor e mestre em informática em saúde pelo programa de pós-graduação de gestão e informática em saúde da UNIFESP. Possui graduação em ciências da computação pelo Centro Universitário São Camilo. Consultor em ciências de dados, possui experiência na construção de sistemas preditivos e sistemas de apoio a decisão em saúde.

GUSTAVO CARNEIRO is professor of the School of Computer Science at the University of Adelaide and the Director of Medical Machine Learning at the Australian Institute of Machine Learning. He joined the University of Adelaide as a senior lecturer in 2011, has become an associate professor in 2015 and a professor in 2019. In 2014 and 2019, he joined the Technical University of Munich as a visiting professor and a Humboldt fellow. From 2008 to 2011 Dr. Carneiro was a Marie Curie IIF fellow and a visiting assistant professor at the Instituto Superior Técnico (Lisbon, Portugal) within the Carnegie Mellon University-Portugal program (CMU-Portugal). From 2006 to 2008, Dr. Carneiro was a research scientist at Siemens Corporate Research in Princeton, USA. In 2005, he was a post-doctoral fellow at the the University of British Columbia and at the University of California San Diego. Dr. Carneiro received his Ph.D. in computer science from the University of Toronto in 2004. His main research interests are in the fields of computer vision, medical image analysis and machine learning.

LILIAN BERTON é professora adjunto no Instituto de Ciência e Tecnologia (ICT) da Universidade Federal de São Paulo (UNIFESP) desde 2017. Realizou seu pós-doutorado pela Universidade do Estado de Santa Catarina (UDESC) entre 2016 e 2017. É doutora e mestre em Ciências da Computação e Matemática Computacional pelo Instituto de Ciências Matemáticas e de Computação da Universidade de São Paulo (ICMC/USP). Possui duas graduações, análise de sistemas e matemática, ambas pela Universidade Estadual do Centro-Oeste (UNICENTRO/PR). Tem experiência em aprendizado de máquina e redes complexas, principalmente nos seguintes tópicos: classificação e agrupamento de dados, aprendizado semi-supervisionado baseado em grafos, construção de redes, seleção e propagação de rótulos e medidas de centralidade. As principais aplicações de seu trabalho incluem análise de redes sociais, reconhecimento de padrões em imagens e dados climáticos, além de processamento de textos.

LUCIANO RODRIGO LOPES é biomédico com doutorado em microbiologia e imunologia pela Escola Paulista de Medicina (EPM) da Universidade Federal de São Paulo - UNIFESP (2017) e mestre em ciências pela Faculdade de Medicina da Universidade de São Paulo (USP) (2009). Experiência de seis anos como docente, pelo Centro Universitário das Faculdades Metropolitanas Unidas - FMU. Experiência na área de bioinformática e biologia evolutiva ao atuar como biomédico pela Unifesp desde 2008. Atividade docente em disciplinas na área de bioinformática também pela Unifesp. Especialista em Informática em Saúde pela UNIFESP e docência na área da saúde pelo Colégio Brasileiro de Estudos Sistêmicos (CBES).

MARGARETHE BORN STEINBERGER-ELIAS é professora associada da Universidade Federal do ABC (UFABC), participou da estruturação da universidade desde 2006 e coordenou nos primeiros anos o Programa de Iniciação Científica "Pesquisando Desde o Primeiro Dia" (PDPD). Doutora em Comunicação e Semiótica pela Pontifícia Universidade Católica de São Paulo (PUC-SP), Estudos Avançados em Linguística na Universidade Estadual de Campinas (Unicamp) e na *Freie Universität Berlin* (FUB), Alemanha. Graduação e Mestrado em Letras-Linguística pela Pontifícia Universidade Católica do Rio de Janeiro (PUC-RJ). Tem experiência em Análise de Discurso, Semiótica, Linguística de Corpus e Processamento de línguas naturais (PLN) voltados à descrição semântica da língua portuguesa a partir de corpora de textos científicos e jornalísticos. Tem interesse pela pesquisa lexical aplicada a domínios semânticos para disseminação da informação educacional e científica no Brasil. Na pós-graduação, atuou como membro permanente dos Programas de Engenharia da Informação e de Ensino de Ciências (PEFHCM). Orientou mais de quarenta trabalhos com foco em redes discursivas de domínios específicos de conhecimento. Professora de Linguística e Comunicação da PUC-RJ (1974-1985), da PUC-SP (1985-2006) e da FUB (1991-1996), criou e coordenou oito cursos de Especialização, atuou como jornalista e correspondente internacional, desempenhou atividades editoriais.

PAULO CELSO BUDRI FREIRE possui graduação em Medicina pela Escola Paulista de Medicina. Graduação em Biologia pelo Instituto de Biociências da Universidade de São Paulo. Mestrado em Biomedicina pela Faculdade de Engenharia Elétrica da Universidade Estadual de Campinas. Especialização em Dermatologia pela Escola Paulista de Medicina - Universidade Federal de São Paulo. Doutorado em Medicina pela Escola Paulista de Medicina - Universidade Federal de São Paulo. Pós-Doutorado em Medicina (2019-2020) pela Escola Paulista de Medicina, MBA em Gestão da Inovação em Saúde - Instituto Butantan (2019-2020). Sócio da empresa Occam Prestação de Serviços S/S Ltda e médico do Departamento de Informática em Saúde da Escola Paulista de Medicina - Universidade Federal de São Paulo. Experiência na área de medicina (dermatologia) e startups na saúde: software médico, análise de banco de dados, farmacoterapia, e medicina baseada em evidências.

PRISCYLA WALESKA TARGINO DE AZEVEDO SIMÕES é professora adjunta da área de Informática Biomédica no Curso de Engenharia Biomédica, e no Programa de Pós-graduação em Engenharia Biomédica (orientadora permanente) da Universidade Federal do ABC (UFABC). Possui doutorado em Ciências da Saúde (2012) pela Universidade do Extremo Sul Catarinense (UNESC), na área de Epidemiologia; Mestrado em Ciência da Computação (2001) pela Universidade Federal de Santa Catarina (UFSC), na área de Inteligência Artificial; e graduação em Ciência da Computação (1997), pela Universidade do Vale do Itajaí (UNIVALI). Atua principalmente na orientação e desenvolvimento de projetos associados à Informática Biomédica (Saúde Digital, Telemedicina e Telessaúde), Inteligência Artificial, Epidemiologia em Serviços de Saúde, Revisões Sistemáticas (Prática Baseada em Evidências) e Avaliações de Tecnologias em Saúde; aplicados ao desenvolvimento de estratégias de Apoio ao Diagnóstico e Prevenção na Atenção Básica. Possui um significativo número de orientações concluídas de Mestrado, Iniciação Científica e Conclusão de Curso, de artigos publicados em periódicos indexados, livros, capítulos, trabalhos publicados em eventos científicos nacionais e internacionais, e projetos coordenados com fomento interno e externo. É referee em congressos nacionais e internacionais. Participa do corpo editorial e é revisora de periódicos nacionais e internacionais. Atuou na gestão universitária na Coordenação do PPGSCol/UNESC. Membro da Sociedade Brasileira de Informática em Saúde (SBIS) e da Associação Brasileira de Telemedicina e Telessaúde (ABTms).

RICARDO SUYAMA possui graduação, mestrado e doutorado em Engenharia Elétrica pela UNICAMP. Atualmente é professor associado na Universidade Federal do ABC (UFABC), onde já atuou na coordenação do curso de graduação em engenharia de informação (2011-2015). É bolsista de produtividade em pesquisa do CNPq nível 2. Seus temas de pesquisa concentram-se nas áreas de processamento digital de sinais, atuando principalmente nas áreas de processamento não supervisionado de sinais, filtragem adaptativa, sistemas dinâmicos/caos e Inteligência Computacional.

Sumário

Prefácio

Antonio Valerio Netto

CERCA de 30% dos dados armazenados do mundo inteiro são gerados no setor de assistência médica. Um único paciente crônico normalmente gera cerca de 80 *Mbytes* por ano em dados de imagem, *Electronic Medical Record* (EMR) entre outras informações obtidas com exames médicos e testes clínicos. Esse tesouro de dados tem um valor clínico, financeiro e operacional para a indústria de assistência médica. As novas oportunidades oriundas do manuseio desses dados foram estimados pela McKinsey como valendo mais de US$ 300 bilhões por ano, apenas com redução de custos[1]. Em 2011, de acordo com a *National Hospital Ambulatory Medical CareSurvey* do *U.S. Departmentof Health & Human Services*, ocorreram 125,7 milhões de visitas ambulatoriais sem internação e 136,3 milhões de visitas aos centros de emergências nos EUA[2]. Gerando um grande número de informações que podem ser aplicadas na construção de uma estratégia para apoiar ações de cuidado híbrido[3] junto à população. No

Brasil, por exemplo, o setor de saúde pouco utiliza esses dados, que só podem ser aproveitados por meio de uma melhor interpretação e entendimento do comportamento dessas informações. Portanto, para serem bem-sucedidas, as organizações de saúde precisarão capturar o valor de suas informações investindo na análise de dados e estabelecendo essa habilidade como uma competência essencial em suas organizações.

Juntamente com a mudança de *volume care* para *value-based care*, a implementação de tecnologias baseadas em ciência de dados em saúde e inteligência computacional buscam fornecer novos métodos para avaliar o desempenho e a eficácia dos tratamentos de saúde junto aos pacientes. Com as avaliações contínuas de desempenho, juntamente com os dados de saúde relacionados ao bem-estar do paciente, a análise de dados pode ser utilizada para fornecer *feedback* contínuo aos profissionais de saúde para que eles consigam revisitar seus tratamentos médicos prescritos. Iniciativas de pagamento baseadas em resultados incentivam a melhoria do desempenho nos serviços de saúde.[4] Inclusive estas análises podem ajudar a identificar padrões que levam a uma maior compreensão da saúde populacional. Por exemplo, um sistema de prontuários eletrônicos interconectados pode ajuda a fornecer informações detalhadas permitindo reduzir os cuidados desnecessários e identificar tendências nos resultados populacionais. Com isto, a aplicação de uma análise prescritiva pode estimar os custos individuais dos pacientes. Ao fazer isso, o sistema de saúde pode alocar melhor os profissionais de saúde e os recursos para reduzir o desperdício e maximizar a eficiência.

Um dos maiores custos para o setor de saúde envolve o tratamento de doenças crônicas. Em um nível populacional, a análise preditiva dos dados pode ajudar a reduzir os custos prevendo quais pacientes apresentarão maior risco de doença, e com isto, providenciar uma intervenção antes que os problemas se agravem. Isso envolve a agregação de dados relacionados a diversos fatores, desde o histórico médico (idade, pressão arterial, glicemia, história familiar de condições crônicas, níveis de colesterol entre outros) até o perfil demográfico ou socioeconômico, além das comorbidades.

Nessa linha de raciocínio, uma grande porcentagem do que afeta os resultados de saúde do paciente está associada a fatores fora do alcance de uma anamnese tradicional. Esses fatores incluem hábitos e comportamentos desse paciente, fatores socioeconômicos, como emprego e educação, além do ambiente físico de convívio. Para melhorar os resultados, o sistema de saúde, de forma geral, deve expandir seus limites para dar conta desses fatores "externos". Nestes casos, essas métricas podem ser modeladas, e posteriormente, monitoradas para prever o risco do agravamento das doenças crônicas. Deve modelar o risco, explicando as múltiplas condições médicas que um paciente pode ter. Ao agregar e analisar todas essas formas de dados, o setor de assistência médica pode alocar recursos de maneira mais eficaz, permitindo que intervenha em populações de alto risco desde o início e evite custos sistêmicos de longo prazo.

O trabalho de entendimento de dados promete transformar a nossa compreensão da saúde e fornecer novos *insights* sobre o desenvolvimento de terapias digitais (*digital therapeutics*),[6] além da prestação de serviços de cuidados de saúde para a comunidade e pessoal. A aplicação desse novo paradigma requer uma combinação de habilidades para aquisição, organização e exploração dos dados; como também para modelagem estatística, aplicação de algoritmos de *machine learning* (ML) para predição, além de técnicas de visualização desses dados para uma adequada tomada de decisão.

No exterior já existem diversos cursos que estudam soluções baseadas no emprego de inteligência computacional, popularmente conhecida como inteligência artificial, para apoiar o processo de ciência de dados em saúde. É o caso da *School of Public Health* da Universidade de Harvard. Na *Faculty of Biology, Medicine and Health* da Universidade de Manchester e na faculdade de medicina na *Imperial College London* entre outros. Trata-se de um trabalho interdisciplinar que une, não somente, os profissionais das áreas de computação, engenharia, estatística ou matemática, como também profissionais de saúde com experiência em suas especialidades com conhecimento técnico para auxiliar na interpretação dos dados adquiridos. Por isto, atualmente é um trabalho de modelagem de sistemas a "quatro mãos".

Em linhas gerais, as soluções que se baseiam em ciência de dados e inteligência artificial podem reformular a indústria de medicamentos e operadoras de saúde, descobrir novos *insights* e transformar ideias em realidade. As possibilidades de integração com a assistência médica estão se expandindo à medida que a quantidade de dados cresce cada vez mais rápido e as tecnologias estão melhorando constantemente. O potencial dessas tecnologias para ampliar os horizontes da medicina moderna é enorme. Em 2018 foi publicado pela *National Institutes of Health (NIH)* o primeiro plano estratégico para *Data Science* onde é fornecido um *roadmap* para modernização do *NIH-funded biomedical data science ecosystem*(5). É importante que os profissionais da área de saúde mantenham no radar essa expertise, principalmente como visão estratégica e entrega de valor para seu paciente.

A proposta desse livro está em permitir que o leitor consiga compreender os processos envolvendo a aquisição e interpretação dos diversos tipos de dados oriundos da área de saúde. O objetivo é que tenha uma noção clara de como analisá-los utilizando ferramentas baseadas em algoritmos inteligentes. Este livro está dividido em dez capítulos. Na primeira parte do livro existem quatro capítulos que buscam apresentar a temática ao leitor. No primeiro capítulo são discutidos conceitos relacionados à *Health Data Science* e suas duas subáreas: dados clínicos e dados de comportamento e sentimento do paciente. Além disso, são apresentadas informações sobre *Health Analytics* e *Data Analytics* com seus quatro tipos de análise de dados: *descriptive analytics, diagnostic analytics, predictive analytics* e *prescriptive analytics.* O capítulo também discute o impacto da ciência de dados e os algoritmos analíticos envolvendo *medical and health informatics, translational bioinformatics, sensor informatics* e *imaging informatics.* No segundo capítulo são apresentadas noções gerais sobre Aprendizado de Máquina (AM) e Inteligência Artificial (IA). São exemplificados alguns dos algoritmos mais comumente empregados no aprendizado supervisionado e não supervisionado. Além da relação de AM em processamento de imagens e de textos.

No capítulo três é abordada a inferência bayesiana. Ela possibilita a criação de modelos para uso efetivo de observações no tratamento de cenários com incertezas, sendo importante para o pensamento clínico por aleatoriedade para criação e entendimento de diversos algoritmos de IA. Nesse capítulo, é realizada uma revisão dos aspectos básicos de probabilidade condicional e independência. Em seguida, é apresentado o teorema de Bayes, os princípios da inferência bayesiana, os critérios de estimação com máxima verossimilhança (*maximum likelyhood*) e com máximo a posteriori (MAP). Ao longo do capítulo também são apresentados exemplos de aplicação na área da saúde (análise de resultados de exames da COVID-19, estimação de parâmetros em modelos estatísticos para propagação de doenças e detecção de demência baseada em informações do prontuário eletrônico). No capítulo quatro é discutido o processo para avaliação de sistemas preditivos em saúde (SPS) e descrita às estatísticas utilizadas como indicadores de desempenho, bem como métodos e estratégias para avaliação. É importante destacar a necessidade em avaliar estes sistemas preditivos para identificar a sua acurácia, bem como compreender os fundamentos para maximizar sua assertividade.

Na segunda parte, existem quatro capítulos, onde são aprofundadas aplicações específicas relacionadas à temática do livro. No capítulo cinco são descritas as categorias da IA (*narrow* AI e *Artificial General Intelligence*) e são listadas as dezesseis principais razões do seu uso na área de medicina. Também são apresentados os marcos históricos e exemplos de uso prático nessa área. Além disso, são expostas as perspectivas futuras como uma ferramenta imprescindível para apoio aos profissionais de saúde.

No capítulo seis são apresentados os sistemas de apoio a diagnósticos (do inglês *Computer-aided Diagnoses* - CAD). Esses sistemas estão relacionados aos processos, modelos ou ferramentas computacionais que assistem os especialistas por meio do uso de técnicas de banco de dados, processamento de imagens e IA aplicadas a diferentes modalidades de dados tais como: sinais, imagens, vídeos e documentos textuais. Também são apresentados exemplos de sistemas CAD para diferentes modalidades de imagens médica, como: raio-x, ressonância magnética e tomografia computadorizada. Além do apoio ao tratamento de algumas doenças como câncer de mama, câncer pulmão, glaucoma, entre outras.

No capítulo sete são apresentadas soluções envolvendo o Processamento de Linguagem Natural (PLN) ou linguística computacional na produção e recepção de textos em biomedicina e saúde. Trata-se de um desafio interdisciplinar cuja motivação foi influenciada pelos avanços da criptografia com a criação de máquinas de tradução. As ações estão relacionadas à busca de recursos de acesso e triagem de informações em saúde voltadas para extração de informação, mineração de textos, sumarização, processamento multimídia, sistemas multilíngues, sistemas de diálogo e assistentes virtuais de conversação. Atualmente, o processamento de diferentes tipos de documentos da área médica, desde prontuários eletrônicos a laudos de exames, passando pela construção de dispositivos auxiliares de diagnósticos e outras aplicações baseadas no rastreamento das mídias sociais tornaram-se estratégicos para a promoção da saúde.

No capítulo oito são apresentadas informações do emprego de IA na área de análises genômicas. Essa área vem ganhando espaço devido ao seu potencial para tratamento e prevenção de doenças, levando em consideração a variabilidade individual genética e estilo de vida de cada pessoa. Esse conceito é conhecido como genômica médica, medicina de precisão ou medicina personalizada. Ao contrário do tradicional método empírico, a medicina personalizada aumenta o sucesso terapêutico e se apresenta com menores riscos ao paciente. Os obstáculos para a aplicação da medicina personalizada, além dos custos financeiros estão relacionados às questões metodológicas e busca por profissionais habilitados. Os avanços dos algoritmos de *deep learning* têm se mostrado promissores para uma variedade de tarefas nesta área. É possível que ferramentas de IA generalizadas se tornem o padrão, especialmente para tarefas em que a inferência de dados complexos é uma tarefa recorrente.

A terceira parte do livro foi dividida em dois capítulos, onde são discutidos os impactos das aplicações das soluções relacionadas à temática, junto ao mercado e aos profissionais de saúde. No capítulo nove são apresentados *cases* baseados em *real world evidence*, em português, "evidência do mundo real". Esse termo é usado para descrever descobertas de pesquisas com dados coletados fora dos ensaios clínicos padrões. Serão três *cases* focados na criação de valor para o indivíduo, para o negócio saúde e para a sociedade, aplicando métodos de *Descriptive analytics, Diagnostic analytics, Predictive analytics e Prescriptive analytics* (com dados estruturados). Serão discutidos os impactos financeiros para o negócio saúde utilizando a metodologia *Coarsened Exact Matching* (CEM), bem como a aplicação de *Predictive analytics* para melhorar o desempenho de programas clínicos mostrando a diferença de retorno sobre o investimento (ROI) entre os grupos selecionados pelo modelo preditivo comparado aos selecionados pelos algoritmos convencionais. O último *case* aplicará um método de ML não supervisionado, utilizando técnicas de redução de dimensionalidade, para confirmar se uma ferramenta preditora de mortalidade pode prever também o comportamento de custos futuros em saúde. A análise de um volume grande de dados pode demonstrar que a aplicação prática de saúde populacional traz valor à sociedade e sustentabilidade financeira à saúde.

Por fim, no capítulo dez é discutida a questão da construção do conhecimento baseado em IA. Muitos cientistas a consideram como uma benção para a humanidade, enquanto outros, o início da sua extinção. O texto aborda que IA veio para apoiar a relação médico-paciente. Ela tem o potencial de reconectar esta relação. Não irá tomar o lugar do profissional de saúde, mas ajudá-lo na análise de suas anotações e exames como ferramenta de apoio para o diagnóstico e tratamento, reduzindo consideravelmente, o custo da saúde e a mortalidade humana. Ao aprimorar a execução de tarefas que interferem na conexão humana, a IA criará uma ponte entre o médico que pode ouvir e o paciente que precisa ser ouvido.

REFERÊNCIAS

1. Huesch MD, Mosher TJ. Using It or Losing It? The Case for Data Scientists Inside Health Care. NEJM Catalyst [Internet]. [cited 2019 August 19]. Available from: https://catalyst.nejm.org/case-data-scientists-inside-health-care/.
2. Mushtaq Z. When Data Science met Medicine! Team Research Nest [Internet]. [cited 2019 August 19]. Available from: https://medium.com/the-research-nest/when-data-science-met-medicine-8d3971a0ade9.
3. Valerio Netto A, Tateyama AGP. Avaliação de tecnologia de telemonitoramento e biotelemetria para o cuidado híbrido para o idoso com condição crônica. Journalof Health Informatics, 2018; 10(4).
4. Castro CM. et al. Outcomes of a digital health program with human coaching for diabetes risk reduction in a Medicare population. Journalofagingandhealth, 30(5). 2018; 692-710.
5. NIH strategic plan for data science. [Internet]. [cited 2019 August 21]. Available from: https://datascience.nih.gov/sites/default/files/NIH_Strategic_Plan_for_Data_Science_Final_508.pdf.
6. Valerio Netto A. Aplicação do cuidado híbrido como mecanismo de ação na construção de uma terapêutica digital. Einstein (São Paulo), v. 18, 2020.

CAPÍTULO 1

Introdução à ciência de dados em saúde

Antonio Valerio Netto

CIÊNCIA de dados em saúde (do inglês *Health Data Science*) tem como objetivo gerar soluções baseadas em dados por meio da compreensão de problemas reais da área de saúde, empregando o pensamento crítico e a análise para obter conhecimento a partir de dados gerados e coletados. Trata-se de um domínio do conhecimento emergente, surgido da interseção da bioestatística, ciência da computação e saúde. Atualmente, esta área pode ser dividida em duas partes: dados clínicos e dados de comportamento e sentimento do paciente(1).

Os dados clínicos vêm de anotações médicas, resultados de exames, imagens médicas, dados de medidores fisiológicos entre outros. Esse tipo de dado é coletado praticamente todos os dias durante as rotinas de trabalho do profissional de saúde para diagnosticar e acompanhar o estado de saúde dos pacientes. No caso dos dados de comportamento e sentimento do paciente, os mesmos ajudam a maximizar a prevenção. Os dispositivos tecnológicos, como por exemplo, os *smartwatchs* podem ajudar a captar mais do que somente informações de frequência cardíaca, padrões de respiração, etc. Eles podem ajudar a identificar o nível de movimentação física e a qualidade de sono por meio do acelerômetro. Além disso, existem diversos dispositivos como *eyetracking* para captura de informações oculares e monitoramento de resistência galvânica da pele (MRGP) para monitorar o suor. Todas essas informações podem ajudar a detectar padrões irregulares e prever certos distúrbios baseados no comportamento dessas informações.

Compreende-se que o foco do *Health Data Science* está na interpretação e entendimento específico de dados do paciente, principalmente, oriundos de sua jornada de tratamento de saúde. *Health Data Science* também pode ser um instrumento válido na pesquisa clínica para compreender e permitir a predição de comportamentos em seres vivos.[24]

Diante disso, é importante não confundir com o contexto envolvendo dados de recursos de saúde, por exemplo, de gestão hospitalar que podem e devem fazer uso de plataformas de BI (*Business Intelligence*)/BA (*Business Analytics*). Neste tipo de utilização se faz uso de aplicações em *Health Analytics* com dados de gestão de saúde. *Health Analytics* é um conjunto de metodologias utilizadas para analisar grandes volumes de dados relacionados com o setor de saúde, contribuindo no cuidado clínico geral e na gestão dos recursos de saúde. Engloba as tecnologias e habilidades usadas para fornecer *insights* clínicos, programáticos e de negócios sobre as interdependências complexas que geram resultados, custos e supervisão médicos[2].

Para os gestores de saúde, a contribuição está em reduzir desperdícios e melhorar a qualidade e a produtividade do cuidado com a saúde dos beneficiários, sempre de forma sustentável. *Health Analytics* envolve diversas práticas para contribuir com médicos e gestores, incluindo manejo dos dados não padronizados de saúde, *cluster*ização das variáveis a serem estudadas (como fornecedores, prestadores, usuários, procedimentos e dados clínicos) e *machine learning* como mecanismo de predição analítica para tomada de decisão estratégica e precoce[3]. Por meio de modelagem, otimização, análise preditiva, as organizações de saúde podem obter informações estratégicas para fortalecer o desempenho financeiro e orçamentário, aprofundar os relacionamentos centrados no consumidor e melhorar a forma como a assistência à saúde é concebida e entregue para gerar melhores resultados nos processos envolvendo: ciências da vida, plano de saúde, prestadores de cuidados de saúde e saúde pública[4].

Tanto *Health Data Science* quanto *Health Analytics* fazem uso das aplicações em *Data Analytics*. Trata-se de um conhecimento cujo objetivo é examinar dados brutos para encontrar padrões e tirar conclusões sobre essa informação, aplicando um processo algorítmico ou mecânico para obter informações[5], isto é, refere-se à prática de coletar dados agregados e analisá-los para obter *insights* e informações importantes contidos nele. Esses sistemas transformam, organizam e modelam os dados para tirar conclusões e identificar padrões. *Data Analytics* é um campo amplo e existem quatro tipos principais de análise de dados: *Descriptive analytics*, *Diagnostic analytics*, *Predictive analytics* e *Prescriptive analytics*. Cada tipo tem um objetivo e um lugar diferente no processo de análise de dados[6].

A análise descritiva (*Descriptive analytics*) ajuda a responder as perguntas sobre o que aconteceu. Ao desenvolver indicadores-chave de desempenho (KPIs), a análise dessa informação pode ajudar a rastrear sucessos ou fracassos. Métricas especializadas são desenvolvidas para acompanhar o desempenho em setores específicos. Este processo requer uma coleta de dados relevantes, processamento, análise e visualização desses dados. Esse processo fornece uma visão essencial do desempenho passado.

A análise de diagnóstico (*Diagnostic analytics*) ajuda a responder perguntas sobre por que as coisas aconteceram. Este tipo de verificação complementa as análises descritivas básicas, pois se aprofundam para encontrar a causa. Os indicadores de desempenho são investigados para descobrir por que eles melhoraram ou pioraram.

Isso geralmente ocorre em três etapas: identificação de anomalias nos dados (mudanças inesperadas em uma métrica específica); coleta desses dados relacionados a essas anomalias; e por fim aplicação de técnicas estatísticas para encontrar relacionamentos e tendências que expliquem essas anomalias.

A análise preditiva (*Predictive analytics*) ajuda a responder as perguntas sobre o que acontecerá no futuro. Essas técnicas usam dados históricos para identificar tendências e determinar se podem recorrer. Ferramentas analíticas preditivas fornecem informações valiosas sobre o que pode acontecer no futuro e suas técnicas incluem uma variedade de técnicas estatísticas e de aprendizado de máquina (*machine learning*), tais como: redes neurais, árvores de decisão e regressão.

A análise prescritiva (*Prescriptive analytics*) ajuda a responder perguntas sobre o que deve ser realizado mediante o entendimento do que irá acontecer. Usando *insights* da análise preditiva, as decisões baseadas em dados podem ser realizadas. Isso permite que sejam tomadas decisões em face da incerteza. As técnicas de análise prescritiva dependem de estratégias de aprendizado de máquina que podem encontrar padrões em grandes conjuntos de dados. Ao analisar decisões e eventos passados, a probabilidade de resultados diferentes pode ser estimada. Esse tipo de análise fornece a percepção da necessidade de tomar decisões eficazes e eficientes.

Importante salientar que para ambos, *Health Data Science* e *Health Analytics*, as aplicações podem envolver os conceitos de *Big data* para construir um processo de análise de informações de saúde e tomada de decisão baseado em Volume, Velocidade e Variedade que são os três "Vs" oriundos da definição original referente as características do *big data*[7]. Além de mais três características adicionadas posteriormente relacionadas com Variabilidade (consistência dos dados ao longo do tempo), Veracidade (confiabilidade dos dados obtidos) e Valor (dados clinicamente relevantes). No caso da Veracidade, a mesma está relacionada aos registros de saúde que podem conter erros tipográficos, abreviações e notas enigmáticas. Às vezes, as medidas ambulatoriais são captadas em ambientes menos confiáveis e não controlados, em comparação com dados clínicos, coletados por profissionais treinados ou por equipamentos de medição de forma automática[8][9].

Por definição, *big data* na área de saúde se refere a conjuntos de dados eletrônicos de saúde tão grandes e complexos que são difíceis (ou impossíveis) de gerenciar com *software* e/ou *hardware* tradicionais; nem podem ser facilmente manipulados com ferramentas e métodos tradicionais ou comuns de gerenciamento de dados[10]. Entre os conteúdos que mais se utilizam do chamado *Big data Analytics* (BDA) estão dados oriundos de processamento de imagens, de sinais e genômica[11].

No caso do processamento de sinais, a biotelemetria e os dispositivos fisiológicos de monitoramento de sinais têm sido atualmente mais utilizados, contudo esses dados gerados pelos sistemas não costumam ser armazenados por longos períodos de tempo, negligenciando assim uma extensa investigação sobre esses dados. Já existem exemplos da utilização do monitoramento fisiológico contínuo para melhorar o atendimento e o gerenciamento de pacientes[12][13]. Como exemplos de fontes de dados para aplicações em BDA, são possíveis citar: administrativo, biomarcadores, biométrico, registro clínico, registro eletrônico de saúde (do inglês, *electronic health record* - EHR), Internet, imagens médicas e relatórios de paciente[14].

As oportunidades para aplicação são amplas e permitem um largo espectro para soluções envolvendo *medical and health informatics, translational bioinformatics, sensor informatics imaging informatics*[8]. No caso de *medical and health informatics*, a proposta é lidar com dados estruturados e não estruturados de diferentes fontes, com o objetivo de gerar estudos longitudinais em larga escala, bem como capturar tendências e propor modelos preditivos para dados gerados a partir de *Eletronic Health Records* (EHRs). Uma oportunidade reside na integração da informática médica tradicional com *mHealth* e *social health*, abordando doenças agudas e crônicas de uma maneira até então não realizada.

Outro campo de aplicação é a *translational bioinformatics* que surgiu após o primeiro mapeamento do genoma humano. Seu foco está em conectar a biologia molecular, a bioestatística e a genética estatística com a informática clínica. Este conhecimento está evoluindo e outros campos foram propostos. Entre eles, a farmacogenômica que é um ramo da genômica preocupada com as variações dos indivíduos na resposta aos medicamentos devido às diferenças genéticas. Esse campo é importante para projetar medicamentos. Novas descobertas, resultantes do projeto Genoma Humano, são frequentemente aplicadas para desenvolver diagnósticos, prognósticos e terapias para doenças complexas, conhecidas como *translational genomics*.

No caso do *sensor informatics*, o mesmo é dividido em três campos e apoiam em grande parte aplicações relacionadas à biotelemetria. O primeiro envolve sensores vestíveis (*wearable*), implantáveis (*implantable*) e ambientais. Três fatores contribuíram para a popularização desse tipo de tecnologia: maior poder de processamento de dados, comunicações sem fio (*wireless*) mais rápidas com maior largura de banda e *design* aprimorado de dispositivos microeletrônicos[15]. O segundo provém de sensores de dados para gerenciamento estratificado de pacientes. A detecção fisiológica por esses dispositivos inteligentes pode ser de longo prazo e contínua, impondo novos desafios para a interpretação de sua relevância clínica[16]. E por fim, dados oriundos de tecnologia baseada em *mHealth* que fazem uso de *smartphones*, *tablets*, entre outros dispositivos para captura de dados que possuem como característica a necessidade da mobilidade do paciente ou do profissional de saúde[17].

Com relação à *imaging informatics* enquanto as modalidades de imagem já estabelecidas estão se disseminando como é o caso do MRI (*magnetic resonance imaging*), novas modalidades de imagem em todo o espectro de frequência estão surgindo. Como são os casos do: *Optical imaging*, X-Ray, PET (*Positron-emission tomography*), SPECT (*Single photon emission computed tomography*). Muitas dessas técnicas estão voltadas para aplicações em tempo real *in situ* ou *in vivo*. Os novos equipamentos têm permitido que uma ressonância magnética cardiovascular, por exemplo, possa capturar detalhes sobre as paredes dos vasos, perfusão e difusão do miocárdio, além de padrões de fluxo complexos *in vivo*. Isto tem servido como um auxílio terapêutico e intervencionista, em vez de apenas uma modalidade de diagnóstico. Além disso, esforços extensos na combinação de diferentes modalidades de imagens abrem uma série de novas oportunidades, particularmente para imagens oncológicas e terapias direcionadas.

Existem diversos exemplos de aplicações que já chegaram ao mercado consumidor final. É o caso da empresa *Omada Health* que desenvolveu uma tecnologia para redução de riscos. Eles mapearam que os EUA têm uma taxa de obesidade de 30% em mais de 25 estados, que estão causando doenças crônicas como diabetes e hipertensão. Propuseram uma solução que utiliza balanças e pedômetros para processar os dados comportamentais dos pacientes e desenvolver um programa personalizado com base nesses resultados. Atualmente a empresa descreve este processo como uma terapia digital (*digital therapeutics*) para doenças crônicas[18][19][20]. Outra aplicação foi desenvolvida pela empresa Enlitic que busca aumentar a precisão e a eficiência do diagnóstico. De acordo com a *National Academics of sciences and engineering*, cerca de 12 milhões de pacientes adultos são mal diagnosticados a cada ano nos EUA. A empresa usa algoritmos de aprendizagem de máquina para produzir dados precisos a partir de tomografias computadorizadas, raio-X, etc[21][22]. Para área de saúde pública, existe um conteúdo específico que pode ser encontrado no curso *on-line* do Prof. Ph.D. Barton Poulson chamado: *The Data Science of Health care, Medicine, and Public Health* que discorre sobre diversas aplicações para permitir que o leitor tenha uma visão geral do contexto do uso dessas tecnologias[23].

REFERÊNCIAS

1. Centre for *Big data* research in Health. What is Health Data Science? UNSW Sydney [Internet]. [cited 2019 August 07]. Available from: https://cbdrh.med.unsw.edu.au/what-health-data-science
2. SAS. Health Analytics – What it is and why it matters. [Internet]. [cited 2019 August 20]. Available from: https://www.sas.com/en_us/insights/health-analytics.html
3. Raghupathi W, Raghupathi V. An overview of health analytics. *J Health Med Informat*, 2013; 4(132), 2.
4. Kohn MS et al. IBM's health analytics and clinical decision support. *Year book of medical informatics*, 2014; 23(01), 154-162.
5. What is Data Analytics? Masters in Data Science [Internet]. [cited 2019 August 19]. Available from: https://www.mastersindatascience.org/resources/what-is-data-analytics/
6. Banerjee A, Bandy T, Acharya P. Data analytics: Hyped up aspirations or true potential? Vikalpa, 38(4), 2013; pp. 1-12.
7. Laney D. 3D data management: Controlling data volume, velocity and variety. Gartner. [Internet]. [cited 2019 August 25]. Available from: https://blogs.gartner.com/doug-laney/files/2012/01/ad949-3D-Data-Management-Controlling-Data--Volume-Velocity-and-Variety.pdf
8. Andreu-Perez J, Poon CC, Merrifield RD, Wong, ST, Yang GZ. *Big data* for health. IEEE journal of biomedical and health informatics, 2015; 19(4), 1193-1208.
9. Qin SJ. Process data analytics in the era of *big data*. AI ChE Journal, 2014; 60(9), 3092-3100.
10. Raghupathi W, Raghupathi V. *Big data* analytics in healthcare: promise and potential. Health information science and systems, 2014; 2(1), 3.
11. Belle A, Thiagarajan R, Soroushmehr SM, Navidi F, Beard DA, Najarian K. *Big data* analytics in healthcare. BioMed Research International, Hindawi Publishing Corporation 2015.
12. Hu P. et al. Identification of dynamic prehospital changes with continuous vital signs acquisition Air, Medical Journal; 2014. 33(1), 27–33.
13. Karhula T. et al. Telemonitoring and mobile phone-based health coaching among Finnish diabetic and heart disease patients: randomized controlled trial. Journal of medical Internet research, 2015; 17(6), 153.
14. Rumsfeld JS, Joynt KE, Maddox TM. *Big data* analytics to improve cardiovascular care: promise and challenges. Nature Reviews Cardiology, 2016; 13(6), 350.
15. Andreu-Perez J, Leff DR, Yang GZ. From wearable sensors to smart implants-–toward pervasive and personalized healthcare. IEEE Transactions on Biomedical Engineering, 2015; 62(12), 2750-2762.

16. Liu Q, Yan BP, Yu CM, Zhang YT, Poon CCY. Attenuation of systolic blood pressure and pulse transit time hysteresis during exercise and recovery in cardiovascular patients, IEEE Trans. Biomed. Eng., 2014; 61(2), 346–352.

17. Kay M, Santos J, Takane M. mHealth: New horizons for health through mobile technologies. World Health Organization, 2011; 64(7), 66-71.

18. Moin T. et al. Results from a trial of an online diabetes prevention program intervention. American journal of preventive medicine, 55(5), 2018; 583-591.

19. Su W. Peer Reviewed: Return on Investment for Digital Behavioral Counseling in Patients With Prediabetes and Cardiovascular Disease. Preventing chronic disease, 2016; 13.

20. Castro CM. et al. Outcomes of a digital health program with human coaching for diabetes risk reduction in a Medicare population. Journal of agingand health, 30(5). 2018; 692-710.

21. Yao L. et al. Weakly supervised medical diagnosis and localization from multiple resolutions. Cornell Univ. [Internet]. [cited 2019 August 22]. Available from: https://arxiv.org/abs/1803.07703

22. Attaluri N. et al. Efficient and Accurate Abnormality Mining from Radiology Reports with Customized False Positive Reduction. Cornell Univ. [Internet]. [cited 2019 August 22]. Available from: https://arxiv.org/abs/1810.00967

23. Poulson B. The Data Science of Healthcare, Medicine, and Public Health. [Internet]. [cited 2019 August 21]. Available from: https://www.linkedin.com/learning/the--data-science-of-healthcare-medicine-and-public-health-with-barton-poulson/applying-data-science-to-healthcare-medicine-and-public-health

24. Valerio Netto, A. Ciência de dados em saúde: contribuições e tendências para aplicações. Revista Saúde.Com, 2021; 17(3), 2249 -2253.

CAPÍTULO 2

Noções sobre IA

Lilian Berton

O termo Inteligência Artificial (IA) foi cunhado em 1956 durante um seminário em Dartmouth College, em Hanover (New Hampshire/EUA) onde reuniu dez pesquisadores renomados interessados no estudo da inteligência. Ao longo do tempo, diversas áreas contribuíram para seu desenvolvimento, como a filosofia, matemática, economia, neurociência, psicologia, engenharia e linguística. Diversas definições foram criadas envolvendo processos de pensamento e raciocínio ou comportamento. Atualmente, pode-se dizer que a IA visa a construção de entidades inteligentes denominadas agentes que recebem percepções do ambiente e executam ações[(1)]. Ela abrange diversas aplicações como: diagnóstico de doenças, demonstração de teoremas matemáticos, desenvolvimento de jogos, robôs, criação de textos, músicas, veículos autônomos, entre outros.

A IA possui várias subáreas, as principais estão relacionadas ao Aprendizado de Máquina (AM), do inglês, *Machine Learning* (ML) com várias aplicações nos processos de reconhecimento e detecção de padrões; ao Processamento de Linguagem Natural (PLN) que visa trabalhar a comunicação utilizando a linguagem verbal e textual; nos casos de aplicações baseadas em Visão Computacional; que visa o reconhecimento de objetos além da Robótica que trabalha com agentes físicos que por meio de sensores e atuadores se tornam capazes de interferir no mundo real.

APRENDIZADO DE MÁQUINA

A partir de 1970 era usual o desenvolvimento de sistemas especialistas baseados em conhecimento, os quais eram compostos de regras lógicas criadas por especialistas de algum domínio. Por exemplo, um especialista em medicina era consultado para entender quais regras ele aplicava na tomada de decisão sobre seus pacientes. Porém, com a subjetividade de cada especialista, o crescimento dos dados e a complexidade dos problemas foram necessários, o desenvolvimento de sistemas que aprendessem de maneira autônoma. O AM busca o desenvolvimento de sistemas capazes de aprender de maneira automática. Os algoritmos induzem uma função ou hipótese por meio de dados, que seja capaz de predizer uma conclusão em dados futuros. Fazendo assim o uso da indução, a qual permite obter conclusões genéricas sobre um conjunto particular de exemplos[2].

Como ilustração, tomemos um conjunto de dados referentes à pacientes em um hospital. Nesse exemplo, cada elemento x_i corresponde a um paciente, o qual é representado por uma tupla $T_i = (x_{i1}, x_{i2}, ..., x_{im}, y)$ formada pelas características de cada paciente. Essas características podem ser sua identificação, nome, idade, sexo, peso, temperatura, sintomas, exames, etc. A última coluna Y refere-se à função que se tenta predizer, denominada rótulo/classe, e nesse caso seria uma determinada doença que os pacientes poderiam contrair. Uma exemplificação dessa representação é dada pela Tabela 2.1.

Tabela 2.1: Exemplo de representação de dados em tabelas atributo-valor.

	X_1	X_2	...	X_m	Y
T_1	x_{11}	x_{12}	...	x_{1m}	y1
T_2	x_{21}	x_{22}	...	x_{2m}	y2
...	...	...	...	...	...
T_n	x_{n1}	x_{n2}	...	x_{nm}	y_n

Considerando esses dados de entrada, o algoritmo de AM pode levar em consideração o rótulo/classe e construir um sistema que determinaria a classe de novos exemplos, ou seja, a doença de novos pacientes que ainda não constam no conjunto de dados. Esse tipo de aprendizado é denominado supervisionado, e no caso da classe ser um valor discreto, o algoritmo de AM realiza classificação. Quando o valor da classe é contínuo realiza regressão. Porém, se o algoritmo de AM não tiver acesso aos rótulos/classe, ele poderá analisar se há semelhanças entre os exemplos e formar agrupamentos. Posteriormente, se faz necessário uma análise para identificar o significado de cada grupo dentro do contexto estudado. Este tipo de aprendizado é denominado não supervisionado.

APRENDIZADO SUPERVISIONADO

No aprendizado supervisionado é necessário fornecer ao algoritmo um conjunto de dados para seu treinamento. Seja $D = \{(T_1,y_1),(T_2,y_2),...,(T_n,y_n)\}$ onde T corresponde a uma tupla com atributos de um exemplo e y sua respectiva classe, o objetivo do algoritmo é descobrir uma função h que se aproxime de y. A aprendizagem consiste na busca de uma possível função que alcance um bom desempenho, isto é, prevê corretamente o valor de y para novos exemplos. Para avaliar a função encontrada pelo algoritmo, utiliza-se outro subconjunto de dados denominado teste, o qual é disjunto do conjunto de treino. A seguir são apresentados os algoritmos supervisionados mais conhecidos na literatura.

As árvores de decisão possibilitam uma interpretação do modelo gerado, permitindo assim que um médico compreenda melhor o algoritmo em comparação a uma rede neural[3]. Um exemplo ilustrativo é apresentado na Figura 2.1 para predição de doença de um paciente. A partir dos dados da Tabela 2.2 é gerada a árvore da Figura 2.1. Os dados representam possíveis sintomas que o paciente está sentindo e o diagnóstico final indicaria uma possível doença, ou a ausência de doenças. Na árvore exemplificada, as elipses pontilhadas consistem de nós decisão, os quais aplicam um teste sobre um atributo, e as elipses coloridas são os nós folhas, os quais correspondem a uma classe. O teste de um novo paciente inicia-se pela raiz da árvore até alcançar um nó folha.

Tabela 2.2: Dados de pacientes com diagnóstico para Zika, Dengue, Chikungunya e Saudável.

Paciente	Febre	Vômitos e náuseas	Perda de Apetite	Dor nas juntas	Classe = Diagnóstico
X_1	Sim	Sim	Sim	Sim	Dengue
X_2	Não	Sim	Sim	Não	Saudável
X_3	Sim	Sim	Não	Sim	Chikun-gunya
...	...	...	...	...	...
X_n	Sim	Não	Não	Sim	Zika

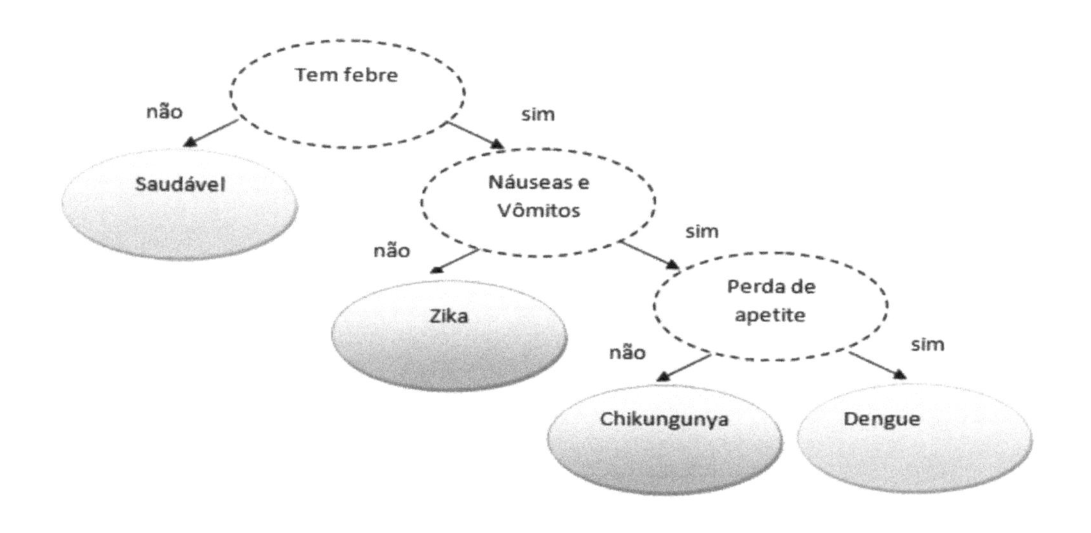

Figura 2.1: Exemplo de uma árvore de decisão, gerada a partir dos dados da Tabela 2.1.

Para a geração da árvore, o algoritmo deve buscar o atributo mais significativo. Com isso a árvore será pouco profunda e simples. Em nosso exemplo fictício, febre seria o primeiro atributo mais significativo, pois se um paciente apresenta febre terá uma doença, porém, se não tiver febre será saudável. Para selecionar o melhor atributo, é possível aplicar medidas que calculem o ganho de informação, como a entropia(4). Ademais, não é necessário empregar todos os atributos, e pode-se aplicar poda na árvore, eliminando nós pouco relevantes.

As máquinas de vetor de suporte (SVM – *Support Vector Machine*) constroem um separador de margem máxima, o qual pode ser linear ou não linear em casos multidimensional aplicando um truque de *kernel*. A Figura 2.2 ilustra uma aplicação de SVM. A linha tracejada mais baixa fica mais próxima dos exemplos pretos, enquanto a linha tracejada mais alta fica mais próxima dos exemplos brancos. Visando minimizar a perda de generalização é escolhido um separador mais distante dos exemplos vistos, denominado separador de margem máxima.

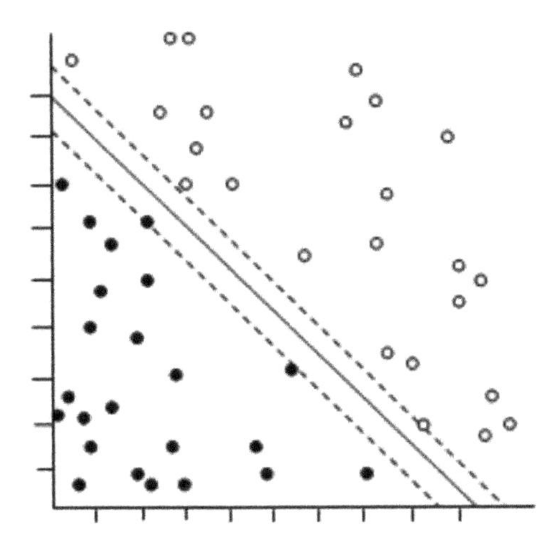

Figura 2.2: Separador de margem máxima (linha contínua) fica no ponto médio da margem (linhas tracejadas). O suporte são os exemplos mais próximos do separador.

Considerando um conjunto com *n* exemplos *m*-dimensionais $x_i = (x_1, x_2, ..., x_m)$ com classes $y_i \in \{+1, -1\}$, pode ser encontrado um hiperplano que separe os dados, definido por:

$$w . x + b = 0.$$

Onde *w . x* é o produto escalar entre *w* e *x*, sendo *w* um vetor normal ao hiperplano e *b* uma constante. Essa equação divide o espaço em duas regiões $w . x + b > 0$ e $w . x + b < 0$. Definimos essa equação como a função f(x), onde $f(x) > 0 = +1$ e $f(x) < 0 + -1$.

As redes neurais são consideradas algoritmos "caixa-preta" e mais rebuscados por ser inspiradas nos neurônios cerebrais. Um dos primeiros modelos matemáticos do neurônio foi proposto por McCulloch e Pitts exemplificado na Figura 2.3. Se a combinação linear das entradas excederem um limiar, ele dispara[5].

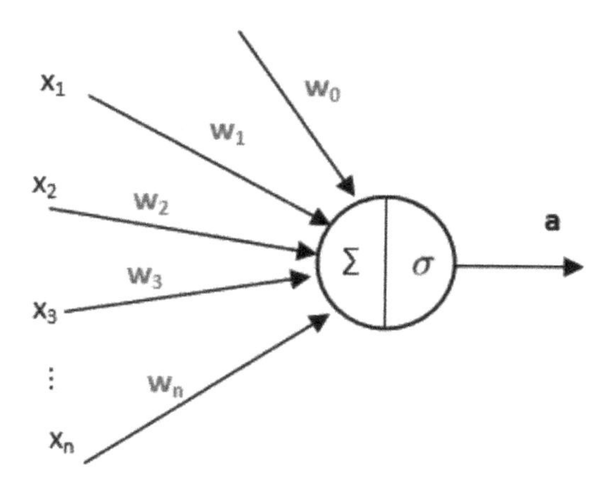

Figura 2.3: Neurônio artificial modelado como uma combinação linear, onde *a* é a ativação de saída de um exemplo x_i e w_i é o peso sobre a ligação dessa unidade.

A matemática dessa representação é indicada pela equação a seguir, onde sigma é a função de ativação (podendo ser um limiar rígido ou uma função logística), x_i é a i-ésima entrada, w_i é o peso associado com a i-ésima entrada e b é o viés do neurônio a e é a ativação resultante do neurônio dada pela soma abaixo:

$$a = \sigma\left(b + \sum_{i=1}^{N} w_i x_i\right)$$

A partir do modelo de um neurônio, é possível conectá-los e formar uma rede. A rede Perceptron foi proposta por Rosenblatt[(8)] e utiliza o modelo de neurônido de McCulloch e Pitts. É um modelo simples para classificação linear que inicializa os pesos aleatoriamente e então os ajusta sempre que a rede classificar equivocadamente um exemplo de treinamento. Os principais passos desse modelo de rede são apresentados a seguir:

Passo1: considere um dado de entrada $T = [x_1, \ldots x_n, y]$, classifique o exemplo gerando uma saída d.

Passo 2: se a classe predita for divergente da classe real ($d \neq y$), realiza-se a correção de erro para cada peso w_i ($i = 1, ..., n$), dada uma taxa de aprendizado η, se as classes forem iguais ($d = y$), não é necessário fazer ajuste dos pesos:

- $w_{i+1} = w_i + \Delta w_i$
- $\Delta w_i = \eta x_i (y - d)\ se\ (d \neq y)$
- $\Delta w_i = 0\ se\ (d = y)$

Passo 3: Repetir o processo até que um determinado critério de parada seja alcançado.

Considere os dados da Tabela 2.3, a partir deles será treinada uma rede Perceptron para classificar um novo paciente.

Tabela 2.3: Dados de pacientes.

Nome	Febre	Enjoo	Dores	Diagnóstico
José	1	1	1	Doente (+1)
Maria	0	0	1	Saudável (-1)
João	1	1	0	?

Para o paciente José, treina-se a rede considerando o padrão [111,+1] e para a paciente Maria treina-se a rede considerando o padrão [001,–1]. Precisamos definir um vetor de pesos associado a cada característica dos pacientes, suponhamos que foi gerado aleatoriamente o vetor [0.5,0.5,0.5] e uma taxa de aprendizado igual a = 0.1.

Vamos treinar a rede para o paciente José (111, y = +1):

- No passo 1, gera-se a saída da rede: 1*0.5 + 1*0.5 + 1*0.5 = 1.5 > 0 então pertence a classe positiva (+1)

- No passo 2, não é necessário ajustar os pesos, pois a rede classificou corretamente o primeiro paciente.

Agora vamos treinar a rede para a paciente Maria (001, y = –1):

- No passo 1, gera-se a saída da rede: 0*0.5 + 0*0.5 + 1*0.5 = 0.5 > 0, então pertence a classe positiva (+1)

- No passo 2, é necessário ajustar os pesos, já que a classe predita é divergente da classe real.

  $w_1 = 0.5 + 0.1*0(-1-1) = 0.5$

  $w_2 = 0.5 + 0.1*0(-1-1) = 0.5$

  $w_3 = 0.5 + 0.1*1(-1-1) = -0.1$

- Repetindo o passo 1, a saída da rede será: 0*0.5 + 0*0.5 + 1*(-0.1) = -0.1 < 0, então pertence a classe negativa (-1). Assim, a rede está treinada para ambos os exemplos de treinamento.

Para classificar um novo paciente, como é o caso do João, apenas aplicamos os pesos ajustados nos dados de treinamento ao novo paciente: 1*0.5 + 1*0.5 + 0*(-0.1) = 1 > 0, então pertence a classe positiva (+1).

Posteriormente, foram propostas as redes *Multi-layer Perceptron*, as quais empregam mais de uma camada e são capazes de resolver problemas não-lineares. O projeto de uma rede neural representa grandes desafios de engenharia, como a estimativa dos hiperparâmetros de controle e a arquitetura e topologia da rede em si[6]. Essa arquitetura superficial de redes neurais artificiais foi à base para o desenvolvimento de redes profundas existentes atualmente. A principal diferenciação é o maior número de camadas ocultas que estas possuem. Porém, simplesmente, aumentar o número de camadas em redes rasas pode resultar em baixo desempenho, caso não sejam empregadas técnicas inteligentes de inicialização e treinamento. A criação de tais técnicas incentivam os avanços na aprendizagem profunda[7].

Os algoritmos vistos até o momento utilizam os dados para definir uma hipótese *h(x)*. A partir da geração dessa hipótese os dados de treinamento podem ser descartados. Um exemplo de algoritmo que não gera uma hipótese é o algoritmo k-vizinhos mais próximos (KNN). Ele classifica um exemplo tomando o voto da maioria dos *k* elementos mais próximos a ele. Geralmente, toma-se k ímpar para evitar empates. Para encontrar os elementos mais próximos, faz-se necessário uma métrica de distância, como por exemplo, a distância de Minkowski. Com p = 2 ela é a distância Euclidiana e com p = 1 a de Manhattan.

$$d(x_i, x_j) = (\sum_k |x_{ik} - x_{jk}|^p)^{1/p}$$

Considere os dados dos pacientes apresentados na Tabela 2.3. Aplicando a distância euclidiana para classificar um novo paciente, tem-se:

d(João, José) = $\sqrt[2]{(1-1)^2 + (1-1)^2 + (1-0)^2} = 1$

d(João, Maria) = $\sqrt[2]{(0-1)^2 + (0-1)^2 + (0-1)^2} = 1.73$

Nota-se que a distância entre João e José é menor, sendo assim, João seria classificado com a mesma classe de José. Algumas medidas de distância são sensíveis à diferença de dimensão dos atributos. Por isso, é comum aplicar a normalização nos dados, uma normalização comum usa a média e desvio padrão $x_{ij} = (x_{ij} - \mu_i)/\sigma_i$.

A Figura 2.4 mostra um exemplo do algoritmo KNN, considerando k = 7. Nesse caso, ele retorna os sete elementos mais próximos do ponto em laranja. Ou seja, os sete elementos cuja distância é a menor dentre todos os pontos do conjunto. Nesse exemplo, o ponto "A" será classificado como pertencente aos elementos brancos, pois seria o resultado do voto majoritário (quatro brancos x três pretos).

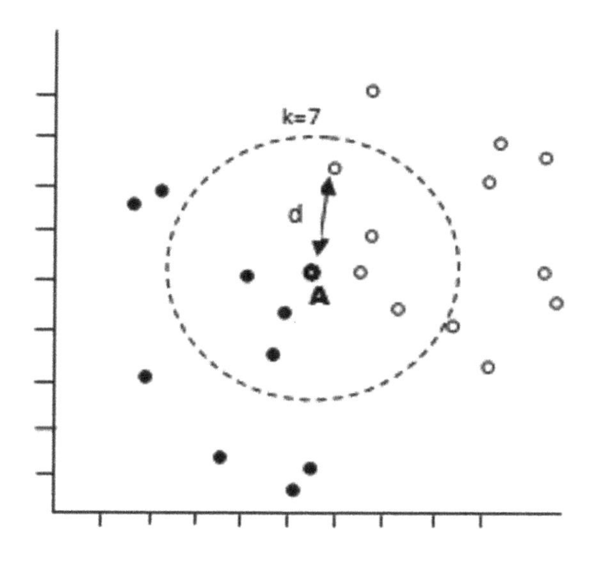

Figura 2.4: Exemplo do algoritmo KNN, considerando $k = 7$.

É preciso avaliar a taxa de erros de um algoritmo, ou seja, a quantidade de vezes em que $h(x) \neq y$. Para fazer essa avaliação é preciso testar o algoritmo num conjunto de dados não vistos, para tal faz-se necessário dividir os dados em dois conjuntos: de treinamento, no qual o algoritmo irá produzir h, e de teste, no qual a precisão de h será testada. Uma técnica muito empregada é a validação cruzada com k-repetições. Nela, os dados são divididos em k subconjuntos iguais. Repete-se o treinamento e teste k vezes, em cada iteração $1/k$ dos dados é usado no teste e o restante no treino. A pontuação média resulta em uma estimativa mais precisa.

APRENDIZADO NÃO SUPERVISIONADO

No aprendizado não-supervisionado, os dados não possuem classe/rótulo. Nesse caso, costuma-se empregar algoritmos para encontrar similaridades entre os dados. Os algoritmos mais comuns são os de agrupamento, os quais visam agrupar exemplos similares e regras de associação. Esse tipo de aprendizado pode auxiliar na descoberta de padrões desconhecidos, já que não se sabe a *priori* a classe/

atributo a ser predito. Por esse motivo, sua validação pode ser mais difícil, e usualmente, um humano deve avaliar a saída dos algoritmos e identificar se os padrões são relevantes.

Os métodos de agrupamento podem ser divididos em particionais (constroem partições nos dados) e hierárquicos (constroem uma hierarquia). Entre os hierárquicos, um algoritmo bastante usado é o *single linkage* e suas variações *complete linkage* e *average linkage*. No caso do *single linkage* são agrupados elementos cujas distâncias são as menores no conjunto de dados. Considere a seguinte matriz de distâncias *D* entre cinco objetos {1,2,3,4,5}. Qual par de objetos seria escolhido para formar o 1º grupo? A menor distância entre objetos é $d_{12} = d_{21} = 2$, indicando que estes dois objetos serão unidos em um *cluster.*

$$D = \begin{bmatrix} 0 & & & & \\ 2 & 0 & & & \\ 6 & 5 & 0 & & \\ 10 & 9 & 4 & 0 & \\ 9 & 8 & 5 & 3 & 0 \end{bmatrix}$$

Em seguida, é computada a distância desse grupo formado e os demais dados e novos elementos são sucessivamente agrupados. Representando visualmente esse algoritmo, têm-se o dendograma indicado pela Figura 2.5.

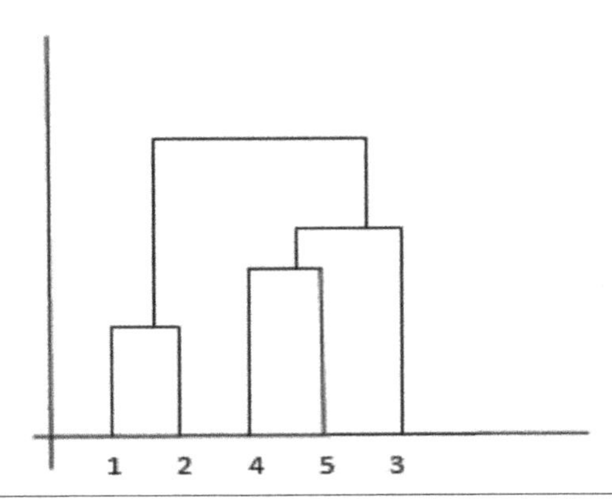

Figura 2.5: Exemplo de dendograma gerado pelo agrupamento dos elementos na matriz de distância *D* segundo o algoritmo single *linkage.*

Entre os métodos aglomerativos, o algoritmo *k-means*[9] é famoso. A partir de um número *k* de grupos definidos a priori. Esse algoritmo escolhe aleatoriamente um número de elementos que serão o centro dos grupos. Em seguida, atribui cada objeto para o grupo de centro mais próximo (segundo alguma distância, como por exemplo, euclidiana). Depois, move cada centro para a média (centróide) dos objetos do grupo correspondente. Os passos 2 e 3 são repetidos até convergência. A Figura 2.6 ilustra visualmente o funcionamento desse algoritmo:

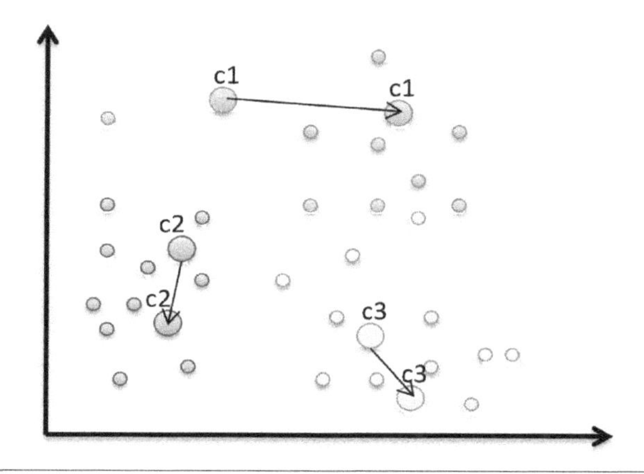

Figura 2.6: Exemplo de execução do algoritmo *k-means*, com $k = 3$.

Para avaliação de agrupamentos[10] podem ser empregados índices externos, que analisam os grupos gerados com uma estrutura previamente conhecida, as medidas mais famosas são índice de Rand, Jaccard, Folkes e Mallows. Já os índices internos analisam os grupos gerados com relação a separabilidade/ compacidade, são famosos os índices de Dunn, Silhouette e Davies-Bouldin.

VISÃO COMPUTACIONAL

No caso da modelagem de soluções envolvendo visão computacional, utilizam-se dois componentes, um para descrever os objetos e outro para renderizar a imagem, o qual engloba modelos físicos, geométricos e estatísticos. Ao analisar uma imagem muitas vezes é necessária detectar elementos intrínsecos como arestas, constituídas por linhas e contornos que usualmente correspondem a uma característica importante na imagem; ou mesmo, texturas, a qual se refere a um padrão que se repete em uma superfície, como por exemplo, uma parede arterial, músculos de um órgão, etc. Também detectar direção e velocidade de movimentos em uma imagem, usualmente empregado na análise de vídeos.

O processo de segmentação de imagens consiste em encontrar regiões de *pixels* semelhantes, os quais podem estar associados a componentes como: brilho, cor e textura. Ela pode detectar as bordas das regiões ou as regiões em si. Um exemplo é dado na Figura 2.7. A ideia é atribuir a cada *pixel* um "rótulo", de modo que *pixels* com o mesmo rótulo possuem alguma semelhança. A segmentação tem sido empregada na medicina para auxiliar a detectar tumores, planejar cirurgias e analisar o volume de tecidos. Além de outras tarefas de reconhecimento de padrões como detecção de faces, íris, digitais, etc, bem como no processamento de vídeos.

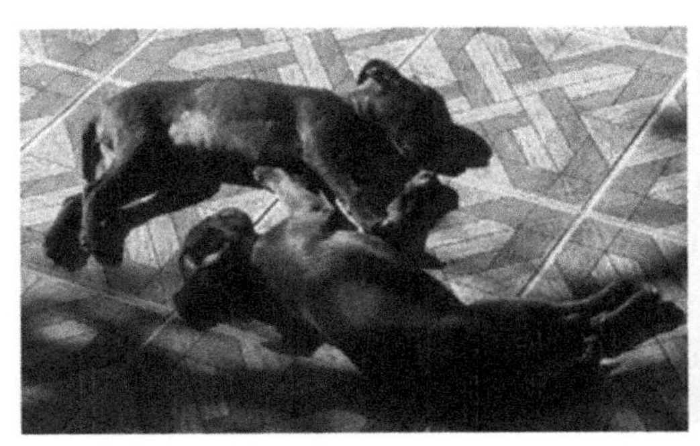

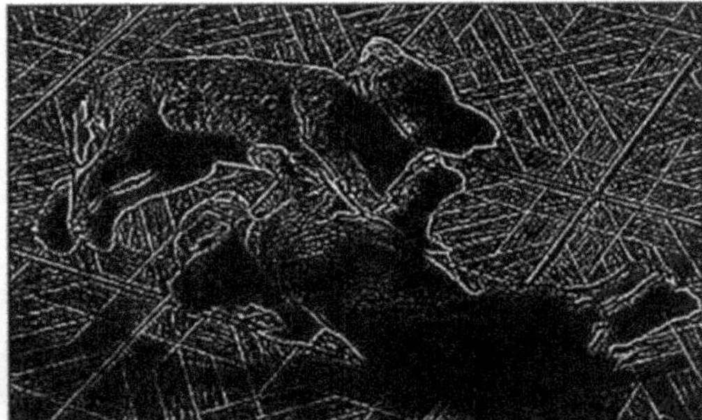

Figura 2.7: Exemplo de segmentação de imagem utilizando uma foto original de dois cachorros.

Existem vários algoritmos para segmentação de imagens, os mais populares envolvem agrupamento (*clustering*). No caso do algoritmo *k-means*, a ideia é: (1) selecionar alguns pontos aleatórios que serão os "centros" dos grupos; (2) Depois atribuir cada *pixel/superpixel* da imagem a um grupo no qual a distância entre o *pixel* e o seu centro seja mínima; (3) Calcular a média da distância entre todos os pontos de um grupo e redefinir o seu centro; (4) Repetir os passos 2 e 3 até convergir. A informação atrelada ao *pixel* que será empregada no cálculo das distâncias pode ser a cor, textura, brilho ou uma combinação de todas.

No caso da classificação de imagens, a mesma visa predizer a qual classe cada imagem pertence. Para isso é necessário utilizar descritores de imagens que extraem características e geram vetores com *n* atributos. Assim, as imagens poderão ser representadas como um vetor de exemplos munidos de atributos. Esse processo é exemplificado na Figura 2.8. A partir dessa representação é possível aplicar qualquer algoritmo de aprendizado de máquina para classificar imagens.

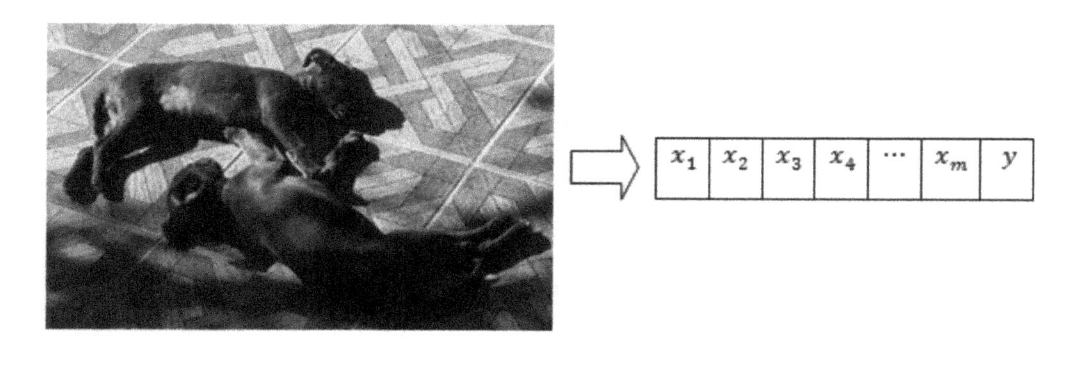

Figura 2.8: Exemplo de conversão de uma imagem para um vetor de características.

Com a popularização das redes neurais profundas, elas têm sido empregadas na etapa de extração de características obtendo resultados promissores. Um modelo popular são as redes neurais convolucionais (*convolutional neural network* - CNN)[11]. Essas redes consideram informações em três dimensões (largura, altura e profundidade). Em uma imagem, poderia ser considerada a quantidade de *pixels* na largura e altura da imagem e informações sobre cores. Ademais, essas redes possuem várias camadas: *convolutional layer, flatten layer, dropout layer, pool layer* e *fully connected layer*. A camada de convolução consiste em filtros que são deslizados sobre a imagem e computam o produto escalar entre os valores do filtro e da imagem. Um exemplo de convolução é mostrado na Figura 2.9. A camada *flatten* nivela a saída da camada anterior deixando as dimensões iguais da camada seguinte. A camada *fully connected* classificará a imagem em um rótulo (gato/ cachorro).

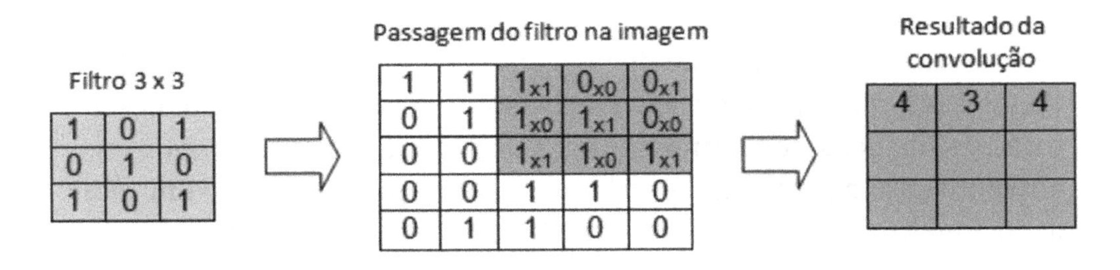

Figura 2.9: Exemplo de convolução, no qual um filtro 3x3 é aplicado em uma imagem gerando uma saída.

PROCESSAMENTO DE LINGUAGEM NATURAL (PLN)

Com relação ao PLN, os humanos se diferenciam de outras espécies pela capacidade da linguagem. Ao longo do tempo os humanos aprenderam a falar, a escrever e recentemente, passaram a desenvolver agentes computacionais capazes de se comunicar com humanos e processar informações. Tarefas realizadas por algoritmos relacionados à linguagem natural envolvem a classificação de textos, recuperação de informação, tradução de textos, entre outras. As linguagens naturais são difíceis de modelar, pois são ambíguas e estão sempre em evolução. É necessária uma distribuição de probabilidade para facilitar a sua representação computacional. Um modelo existente considera a distribuição de probabilidade de uma sequência de caracteres de comprimento *n* é chamado de *n*-grama. Por exemplo, seja $P(c_1:n)$ a probabilidade de uma sequência de *n* caracteres, de c_1 até c_n. Provavelmente, a probabilidade de um único caractere ocorrer em um texto de tamanho *n*, dada por P("a":*n*) será bem maior que vários caracteres P("xyz":*n*).

O modelo *n*-grama pode ser utilizado para identificar a linguagem em um texto. Por exemplo, "olá, tudo bem" e "*hello, how are you*" pode ser facilmente identificado como textos em português e inglês. Para tal, deve ser construído um modelo de caracteres de trigrama para cada idioma. Esse modelo também pode ser empregado para correção de ortografia, classificação de gênero de um texto, etc.

A classificação de textos é uma tarefa que define em qual classe pertence cada texto. Além da classificação de gênero (científico, jornalístico, literário, etc), tem-se a análise de sentimentos (classificação de um filme como positiva ou negativa), detecção de *spam* (classificação de *emails* entre spam e não-spam). Para aplicar um algoritmo de AM, é necessário representar o texto como um conjunto de características. Um modelo bastante usado representa todas as palavras como características. Assim, cada palavra de um texto "olá", "tudo", "bem" é representada por um vetor como um atributo binário 0/1 ou como o número de vezes que cada palavra aparece no texto. Se existirem 100 mil palavras, o vetor de características terá esse comprimento. Essa representação é denominada saco de palavras ou *bag of words* (Tabela 2.4). Uma desvantagem dessa representação é que a noção de ordem é perdida e o vetor gerado fica esparso.

Tabela 2.4: Exemplo de um saco de palavras.

	Palavra$_1$	**Palavra$_2$**	···	**Palavra$_m$**
Texto$_1$	5	0	···	1
⋮	⋮	⋮	⋱	⋮
Texto$_n$	9	1	···	0

Na Tabela 2.4, cada termo pode ser representado por sua frequência no texto (*term frequency* – TF) dado por $TF = \frac{\textit{número de ocorrências do termo}}{\textit{total de palavras no texto}}$.

Também pode ser computada a frequência inversa de uma palavra em um documento (*inverse document frequency* – IDF), o qual é dado por IDF = $log \frac{total\ de\ textos}{número\ de\ textos\ que\ contém\ o\ termo\ analisado}$. E a medida TF-IDF = TF × IDF.

Atualmente, as *word embeddings*[12] tem se popularizado. Tratam-se de modelos baseados em redes neurais que representam palavras como vetores. E são capazes de capturar relações sintáticas e semânticas, extraindo estas representações de uma grande quantidade de dados não estruturados usados no treinamento.

A recuperação de informação visa encontrar documentos relevantes para um usuário do sistema, como ocorre nos sistemas de busca na *web*. Esse sistema deve ter acesso a um *corpus* de documentos, permitir que consultas sejam realizadas e ranquear os resultados por relevância. Os primeiros sistemas retornavam um documento, caso a palavra buscada estivesse contida nele, representando um modelo booleano. Uma palavra no documento seria verdadeira se fosse igual à palavra buscada e falsa caso contrário. Contudo, esse modelo não permite a ordenação dos documentos. Posteriormente, outros índices foram computados considerando:

I. Frequência com que os termos de consulta aparecem em cada documento, gerando uma pontuação maior para os termos mais frequentes;

II. Frequência inversa de cada documento contendo o termo para ponderar documentos que contivessem palavras com pouco conteúdo semântico, por exemplo, enquanto, tudo, todos, etc.

III. Tamanho de um documento, pois um documento com milhões de palavras tem mais chances de ocorrência de uma palavra que outro documento menor. Mas, pode ser que o menor tenha mais relevância.

Um algoritmo de destaque em recuperação de informação foi o PageRank[13] proposto pelos fundadores do buscador Google. O qual foi projetado para ponderar *links* de *sites* de alta qualidade, os quais estão conectados a outros *sites*, também, de alta qualidade.

REFERÊNCIAS

1. Russel S; Norving P. Artificial Intelligence: A Modern Approach. 3rd. ed. Upper Saddle River, NJ, USA: Prentice Hall Press, 2009.
2. Mitchell TM. Machine Learning. McGraw-Hill, 1997.
3. Quinlan JR. Induction of decision trees. Machine Learning, 1, p. 81–106, 1986.
4. Shannon CE; Weaver W. The Mathematical Theory of Communication. University of Illinois Press, 1949.
5. McCulloch WS; Pitts W. A logical calculus of the ideas immanent in nervous activity. Bulletin of Mathematical Biophysics, 5, p. 115–137, 1943.
6. Bishop CM. Neural Networks for Pattern Recognition. Oxford, England: Oxford University Press, 1995.
7. Lecun Y; Bengio Y; Hinton G. Deep learning. Nature, Nature Publishing Group, v. 521, p. 436, 2015.
8. Rosenblatt F. The perceptron: A perceiving and recognizing automaton. Report 85-460-1, Project PARA, Cornell Aeronautical Laboratory, 1957.
9. Hartigan JA; Wong MA. A k-means clustering algorithm. JSTOR: Applied Statistics, 28, 100—108, 1979.
10. Xu R; Wunsch D. Clustering. Wiley-IEEE Press, 2009.
11. Lecun Y; Bottou L; Bengio Y; Haffner P. Gradient-based learning applied to document recognition.Proceedings of the IEEE, v. 86, n. 11, p. 2278–2324, Nov 1998.
12. Mikolov T; Sutskever I; Chen K; Corrado GS. Dean, Jeff. Distributed Representations of Words and Phrases and their Compositionality. Advances in Neural Information Processing Systems 26, p. 3111-3119, 2013.
13. Brin S; Page L. The anatomy of a large-scale hypertextual web search engine. In Proc. Seventh World Wide Web Conference. 1998.

CAPÍTULO 3

Aplicação de inferência bayesiana

André Kazuo Takahata
Priscyla Waleska Targino de Azevedo Simões
Ricardo Suyama

MÉTODOS bayesianos têm sido amplamente aplicados nas mais diversas áreas do conhecimento, incluindo as áreas da saúde[1][2][3], e fazem parte de diferentes algoritmos de IA[4][5][6]. O teorema de Bayes, que é o resultado central explorado em tais métodos, expressa a ideia intuitiva, mas poderosa que o conhecimento a respeito de uma quantidade de interesse pode ser alterado a partir da observação de novos dados ou da incorporação de alguma informação adicional sobre o problema. O conhecimento sobre as quantidades envolvidas são formalmente expressas por distribuições de probabilidade, e eventuais incertezas são naturalmente modeladas utilizando o mesmo arcabouço, o que confere grande flexibilidade para a abordagem. A probabilidade é uma ferramenta que nos auxilia a modelar problemas em que há incertezas envolvidas. Para isso, conceitua-se o experimento aleatório ou probabilístico, isto é, um experimento que admite vários resultados diferentes e não é possível se prever antes da realização qual deles será obtido ao final do processo.

Esse conceito é muito utilizado em sorteios, como por exemplo, no uso do lançamento de uma moeda no início de uma partida de futebol para se decidir qual time irá dar o chute inicial. Note que para haver uma decisão justa, no lançamento da moeda as chances de cara (H, do inglês *heads*) ou de coroa (T, do inglês *tails*) devem ser as mesmas. Assim, para se modelar quantitativamente as chances envolvidas, utiliza-se a probabilidade. Para isso, deve-se inicialmente considerar o espaço amostral, denotado por Ω, que consiste em um conjunto formado por todos os resultados possíveis de um experimento aleatório. No caso do lançamento de uma moeda, o espaço amostral é dado por:

$$\Omega = \{H, T\}. \tag{1}$$

As probabilidades são calculadas em função de eventos probabilísticos, ou simplesmente eventos, que consistem em subconjuntos do espaço amostral. No nosso exemplo, podemos listar os possíveis eventos probabilísticos:

$$A = \emptyset, B = \{H\}, C = \{T\} \; e \; D = \{H, T\}, \tag{2}$$

onde $\emptyset$ representa o conjnuto vazio. Podemos estabelecer eventos resultantes da união e intersecção de dois eventos quaisquer E_1 e E_2 tal que:

$$E_1 \cup E_2 = \{x : x \in E_1 \; ou \; x \in E_2\}, \;\; E_1 \cap E_2 = \{x : x \in E_1 \; e \; x \in E_2\}, \tag{3}$$

em que $\{x$: *condições*$\}$ representa um conjunto de elementos x pertencentes ao espaço amostral, ou seja, resultados possíveis do experimento aleatório, que satisfazem às condições descritas à direita do símbolo ":", lido como "tal que". No caso, observamos que $D = B \cup C = \Omega$, isto é, o espaço amostral, e $A = B \cap C = \emptyset$

Em particular, se $E_1 \cap E_2 = \emptyset$, então dizemos que E_1 e E_2 são mutualmente excludentes ou disjuntos. Logo, B e C são mutualmente excludentes. Se um conjunto E pode ser formado pela união de conjuntos E_1, E_2, ..., E_N mutualmente excludentes, dizemos que os conjuntos E_1, E_2, ..., E_N, formam uma partição de E. Também é possível definir um evento complementar de um evento E como:

$$E^c = \{x: x \notin E\}. \tag{4}$$

Deste modo, para se determinar quantitativamente a chance de se observar cada evento, deve-se associar probabilidades de modo a seguir os seguintes axiomas[7][8]:

- *Axioma 1*: $P(E) \geq 0$ para qualquer evento E, ou seja, a probabilidade de qualquer evento é não negativa.

- *Axioma 2*: $P(\Omega) = 1$, ou seja, há 100% de probabilidade de se obter um resultado pertencente ao espaço amostral.

- *Axioma 3*: Se E_1 e E_2 são eventos disjuntos, então $P(E_1 \cup E_2) = P(E_1) + P(E_2)$.

Observe que para um evento qualquer, E e o seu complementar, E^c, temos:

$$E \cap E^c = \emptyset, \tag{5}$$

ou seja, E e E^c são mutualmente excludentes, logo, pelo *Axioma 3*:

$$P(E \cup E^c) = P(E) + P(E^c). \tag{6}$$

Também temos que:

$$E \cup E^c = \Omega, \tag{7}$$

e pelo *Axioma 2* temos que: $P(E \cup E^c) = P(\Omega) = 1$. Logo,

$$P(E) + P(E^c) = 1, \tag{8}$$

ou

$$P(E^c) = 1 - P(E). \tag{9}$$

Em particular, como:

$$\Omega^c = \emptyset \ , \tag{10}$$

temos novamente pelo *Axioma 2* que:

$$P(\emptyset) = 1 - P(\Omega) = 0. \tag{11}$$

Voltando ao exemplo do lançamento de moeda, os eventos $\{H\}$ e $\{T\}$ são mutualmente exclusivos e formam uma partição do espaço amostral Ω. Dessa forma, pelo *Axioma 2* e *Axioma 3*:

$$P(\Omega) = P(\{H, T\}) = P(\{H\}) + P(\{T\}) = 1 \ . \tag{12}$$

Assim, em um sorteio justo,

$$P(\{H\}) = P(\{T\}) = 1/2. \tag{13}$$

Em um caso mais geral, caso todos os resultados de um experimento probabilístico sejam equiprováveis, então temos que a probabilidade de um evento é dada por:

$$P(E) = \frac{\textit{número de resultados pertencentes ao evento } E}{\textit{número total de resultados do espaço amostral } \Omega} \ . \tag{14}$$

Para ilustrar isso, podemos considerar dois lançamentos de moeda consecutivos, cujo espaço amostral é mostrado na Tabela 3.1, em que cada par ordenado (i, j) representa um par de resultados possíveis.

Tabela 3.1: Espaço amostral referente ao lançamento de duas moedas.

	A	A^c
B	(H, H)	(T, H)
B^c	(H, T)	(T, T)

No caso, como todos os resultados são equiprováveis, temos:

$$P(\{(H,H)\}) = P(\{(T,H)\}) = P(\{(H,T)\}) = P(\{(T,T)\}) = 1/4$$

Além disso, considerando agora os eventos A e B como sendo:

A: o primeiro lançamento resulta em cara (H) e
B: o segundo lançamento resulta em cara (H),

temos:

$$P(A) = P(\{(H,H),(H,T)\}) = \frac{2}{4} = \frac{1}{2} \quad (16)$$

$$P(B) = P(\{(T,H),(H,H)\}) = \frac{2}{4} = \frac{1}{2} \quad (17)$$

Dado que dois eventos E_1 e E_2 são ditos independentes se, e somente se,

$$P(E_1 \cap E_2) = P(E_1) \cdot P(E_2) \quad (18)$$

então observamos que:

$$P(A \cap B) = P(\{(H,H)\}) = \frac{1}{4} \quad (19)$$

$$P(A) \cdot P(B) = \frac{1}{2} \cdot \frac{1}{2} = \frac{1}{4} \quad (20)$$

Logo, os eventos A e B são independentes, pois:

$$P(A \cap B) = P(A) \cdot P(B) \quad (21)$$

Aqui, a hipótese de que A e B são independentes é bastante intuitiva, visto que um lançamento da moeda não deve interferir no outro. Na prática, considere os resultados de um estudo de desempenho clínico para um teste diagnóstico para o COVID-19. Para isso, são considerados os seguintes eventos:

A: a amostra coletada está efetivamente contaminada com o coronavírus e
B: o resultado do teste diagnóstico é positivo.

Obviamente, gostaríamos que sempre que a amostra coletada estiver contaminada, o teste diagnóstico acuse positivo para a doença, que seria um resultado verdadeiro positivo, definido pelo evento $A \cap B$: representado por TP (*True Positive*). Da mesma forma, sempre que a amostra não estiver contaminada, esperamos que o teste acuse negativo para a COVID-19, o que corresponde a um resultado verdadeiro negativo, $A^C \cap B^C$: representado por TN (*True Negative*).

Entretanto, há casos em que há erros na detecção ou na não detecção do coronavírus, que correspondem a resultados "falso positivo" e "falso negativo", sendo eles representados pelos eventos: $A^C \cap B$: falso positivo (FP) e $A \cap B^C$: falso negativo (FN). A Tabela 3.2 apresenta a quantidade de cada um dos eventos definidos anteriormente (TP, TN, FP e FN) em um conjunto de $N = 70$ amostras, na forma de uma tabela de contingência 2×2.

Na Tabela 3.2, as células que formam as intersecções entre as linhas e as colunas referentes aos eventos A e A^C e aos eventos B e B^C fornecem o número de amostras em que cada um dos casos descritos foi observado. Assim, tais células informam a distribuição conjunta descrevendo a relação entre a presença ou ausência do coronavírus na amostra e o resultado do exame. Além disso, é possível destacar que a última linha indica os números totais de amostras em que o coronavírus está presente ou ausente e a última coluna indica os números totais de amostras em que o teste foi positivo ou negativo, descrevendo, assim, as respectivas distribuições marginais. Por fim, a célula do canto inferior direito mostra o total de amostras analisadas.

Tabela 3.2: Resultados de um estudo de desempenho clínico de teste diagnóstico baseados em anticorpos IgM anti-COVID-19[9].

	Padrão Ouro (RT-PCR)		
Teste IgM	**Positivo (A)**	**Negativo (A^c)**	**Total**
Positivo (B)	$TP = 17$	$FP = 2$	$TP + FP = 19$
Negativo (B^c)	$FN = 3$	$TN = 48$	$FN + TN = 51$
Total	$TP + FN = 20$	$FP + TN = 50$	$N = TP + TN + FP + FN = 70$

Tabela 3.3: Estimativas de probabilidades conjuntas e marginais a partir da Tabela 3.2.

	Padrão Ouro (RT-PCR)		
Teste IgM	**Positivo (A)**	**Negativo (A^c)**	**Total**
Positivo (B)	0,24	0,03	0,27
Negativo (B^c)	0,04	0,69	0,73
Total	0,28	0,72	1,00

Para se obter uma estimativa das probabilidades dos eventos associados a cada célula da tabela de contingência, pode-se simplesmente dividir o valor da célula por N, obtendo-se assim a Tabela 3.3. Observe que no caso $P(A \cap B)=0,24$, enquanto $P(A)=0,28$ e $P(B)=0,27$. Portanto, nesse caso A e B não são independentes, pois*:

$$P(A \cap B) \neq P(A) \cdot P(B). \quad (22)$$

No caso, isso é desejável, pois para que o teste seja útil, o resultado deve ser altamente influenciado pela presença ou não do coronavírus na

* Considerando dois eventos A e B independentes, caso , $P(A)$, $P(B)$ e $P(A \cap B)$ e sejam estimados a partir de dados amostrais, será pouco provável que o produto $P(A) . P(B)$ seja exatamente igual a $P(A \cap B)$, mas apresentarão valores próximos. O limiar para se estabelecer a significância da diferença entre os valores deverá ser estabelecido pela realização de um teste de hipótese[12].

amostra, em contraste com os dois lançamentos da moeda no primeiro exemplo. Um recurso que é possível utilizar para modelar essa situação é a probabilidade condicional, no qual a probabilidade de um evento B ocorrer na hipótese de que um evento A ocorra, denotado por $P(B|A)$, que se lê probabilidade condicional do evento B dado A, e é definido como:

$$P(B|A) = \frac{P(A \cap B)}{P(A)} \,. \tag{23}$$

De maneira análoga, a probabilidade condicional do evento A dado B, é definida da seguinte forma:

$$P(A|B) = \frac{P(A \cap B)}{P(B)} \,. \tag{24}$$

No exemplo, analisando a coluna da tabela de contingência referente às amostras que contém o vírus, é possível observar que a estimativa da probabilidade de um teste nesse conjunto resultar corretamente em positivo, isto é, a sensibilidade do teste (Se), é dada por[5][10]:

$$Se = P(B|A) = \frac{TP}{TP + FN} = \frac{17}{20} = 0{,}85. \tag{25}$$

Note que a sensiblidade também pode ser expressa em termos das probabilidades envolvidas, ou seja:

$$Se = P(B|A) = \frac{TP}{TP + FN} = \frac{TP/N}{(TP + FN)/N} = \frac{P(B \cap A)}{P(A)}. \tag{26}$$

Analogamente, ao analisar a coluna referente às amostras que não há coronavírus, nas Tabelas 3.2 e 3.3, observamos que a estimativa da probabilidade de um teste resultar corretamente em negativo, isto é, a especificidade do teste (Sp), é dada por:

$$Sp = P(B^C|A^C) = \frac{P(B^C \cap A^C)}{P(A^C)} = \frac{TN}{FP + TN} = \frac{48}{50} = 0{,}96. \tag{27}$$

É importante notar que em um teste ideal (denominado de padrão ouro), todas as amostras contaminadas devem apresentar a detecção, ou seja, não deve haver falsos negativos ($FN = 0$) e todas as amostras sem contaminação não devem apresentar a detecção, ou seja, não deve haver falsos positivos ($FP = 0$). Assim, em condições ideais:

$$Se = \frac{TP}{TP} = 1{,}00 \text{ e } Sp = \frac{TN}{TN} = 1{,}00\,. \tag{28}$$

Analisando a linha referente aos testes que resultaram em positivo na Tabela 3.2, observamos que nem todas as amostras apresentam o vírus. No caso, a probabilidade de uma amostra cujo teste resultou em positivo estar efetivamente contaminada, ou seja, o valor preditivo positivo[11] (VPP), é dada por:

$$VPP = P(A|B) = \frac{P(A \cap B)}{P(B)} = \frac{TP}{TP + FP} = 0{,}89\,. \tag{29}$$

Analogamente, a probabilidade de uma amostra cujo resultado do teste foi negativo estar efetivamente livre de contaminação é descrita pelo valor preditivo negativo (VPN), dado por:

$$VPN = P(A^C|B^C) = \frac{P(A^C \cap B^C)}{P(B^C)} = \frac{TN}{TN + FN} = 0{,}94. \tag{30}$$

Vamos analisar como os conceitos apresentados podem ser utilizados para se inferir o estado de saúde de um hipotético paciente que apresente um resultado com o Teste IgM. Para isso, inicialmente observamos que a partir das equações (23) e (24) é possível obter a regra multiplicativa:

$$P(A \cap B) = P(B|A)P(A) = P(A|B)P(B). \tag{31}$$

Rearranjando os termos, podemos obter uma expressão de $P(A|B)$ em função de $P(B|A)$, conhecida como Teorema de Bayes:

$$P(A|B) = \frac{P(B|A)P(A)}{P(B)}. \quad (32)$$

O teorema estabele uma relação entre as probabilidades condicionais, e permite também estabeler relações entre as definições de VPP, VPN, *Se* e *Sp*. Para isso, iniciamos descrevendo a probabilidade de um evento *B* como:

$$P(B) = P(B \cap A) + P(B \cap A^C). \quad (33)$$

Assim, com uso da regra multiplicativa, obtêm-se:

$$\begin{aligned} P(B) &= P(B|A)P(A) + P(B|A^C)P(A^C)= \\ &= P(B|A)P(A) + [1 - P(B^C|A^C)][1 - P(A)], \end{aligned} \quad (34)$$

o que nos leva a uma forma alternativa do teorema de Bayes, dado por:

$$P(A|B) = \frac{P(B|A)P(A)}{P(B|A)P(A) + [1 - P(B^C|A^C)][1 - P(A)]}. \quad (35)$$

Utilizando as definições de *VPP*, *Se* e *Sp* , obtemos:

$$VPP = \frac{Se \cdot P(A)}{Se \cdot P(A) + [1 - Sp][1 - P(A)]}, \quad (36)$$

e, analogamente, para o *VPN* também temos:

$$VPN = \frac{Sp \cdot [1 - P(A)]}{[1 - Se]P(A) + Sp \cdot [1 - P(A)]}. \quad (37)$$

No caso, $P(A)$ se refere à probabilidade de uma amostra coletada estar contaminada, o que está associada à prevalência da doença, dada por:

$$P(A) = \frac{\textit{número de sujeitos que possuem a doença}}{\textit{tamanho da população exposta}}. \quad (38)$$

É interessante destacar que a sensibilidade (*Se*) e a especificidade (*Sp*) são inerentes a um determinado teste diagnóstico, enquanto *P* (*A*) pode variar de população para população ou conforme o tempo. Assim sendo, o valor de *VPP* e *VPN* pode variar, como exemplificado na Tabela 3.4.

Tabela 3.4: Variação dos valores de *VPP* e *VPN* em função da prevalência.

P(A)	VPP	VPN
0,02	0,30	1,00
0,10	0,70	0,98
0,29	0,89	0,94
0,50	0,96	0,86
0,75	0,98	0,68

Assim, em um mesmo resultado de um exame, quando avaliado em populações diferentes pode exigir interpretações diferentes. Por exemplo, suponhamos que a prevalência da COVID-19 em uma população seja de 0,02 e que estamos realizando testes com pessoas escolhidas aleatoriamente dessa população. No caso, é possível dizer que a probabilidade de um sujeito escolhido antes da realização do exame, isto é, a probabilidade pré-teste é igual à prevalência *P*(*A*) = 0,02. Caso o resultado seja negativo, pode-se praticamente excluir a possibilidade de o sujeito estar contaminado, pois o *VPN* é 1,00 de modo aproximado. Por outro lado, caso o resultado seja positivo, *VPP* é 0,30, o que ainda representa uma grande incerteza quanto ao diagnóstico e pode, por exemplo, exigir a realização de outros exames para confirmar o quadro.

Nesse contexto, *VPP* e *VPN*, também são chamados de probabilidades pós-teste. Considerando a hipótese agora de que um paciente que procura um serviço de saúde com sintomas possui *P*(*A*) = 0,50 de probabilidade pré-teste, o resultado positivo indicaria uma alta probabilidade de o paciente estar infectado, com *VPP* de 0,98. Por outro lado, um resultado negativo indica um *VPN* de 0,86, havendo assim, a probabilidade de 0,14 do resultado estar errado. Deste modo, pode-se ver que o papel do médico é avaliar corretamente as circunstâncias em que o exame foi solicitado e realizado, de modo a auferir uma interpretação correta do resultado de um exame clínico.

Neste exemplo, vimos que o cálculo dos parâmetros indicadores do teste para COVID-19 baseia-se em estimativas de probabilidades, que, conjuntamente, constituem um modelo estatístico para os dados observados. Nesse caso, como são considerados apenas quatro eventos possíveis, obter as estimativas para estas probabilidades é relativamente simples: podem ser estimadas pela razão entre o número de ocorrências do evento e o número total de amostras observadas. Entretanto, em um caso geral, outros métodos de estimação devem ser considerados. Por exemplo, considere novamente esse exemplo de lançamento de moedas, mas agora suponha que a moeda utilizada não é justa. Gostaríamos de obter, a partir dos resultados de N lançamentos da mesma moeda, qual o valor da probabilidade dos eventos $\{H\}$e $\{T\}$. Embora seja intuitivo que $P(\{H\})$ e $P(\{T\})$ possam ser estimados por meio da contagem de cada um dos eventos, é possível explorar os conceitos vistos anteriormente para apresentar um método geral de estimação de parâmetros, conhecido como método de máxima verossimilhança.

Para isso, considere que a variável X_i representa o resultado do i-ésimo lançamento, podendo assumir valores "1" (se o resultado for H) e "0" (se o resultado for T). Assim, X_i é uma variável aleatória, associada ao i-ésimo lançamento, de maneira que $P(X_1 = 1;\theta) = \theta$ e $P(X_1 = 0;\theta) = 1 - \theta$, onde θ é incluído na notação para destacar que se trata do parâmetro desconhecido. Dessa forma, a probabilidade associada a um evento específico, como, por exemplo, $\{H, T, T, H\}$, equivale à probabilidade $P(X_1 = 1, X_2 = 0, X_3 = 0, X_4 = 1 ; \theta)$.

Assim, $P(X_1, X_2, X_3, X_4 ;\theta) = P(\{X_1 = x_1\} \cap \{X_2 = x_2\} \cap \{X_3 = x_3\} \cap \{X_4 = x_4\}; \theta)$ denota a função de distribuição conjunta de X_1, X_2, X_3 eX_4, em que x_1, x_2, x_3, e x_4 representam os possíveis valores que as respectivas variáveis aleatórias podem assumir. Como os lançamentos não interferem uns nos outros, a probabilidade de uma sequência específica de resultado ocorrer, ou seja, a distribuição conjunta de N lançamentos independentes, representados por $X_1, X_2, ... X_N$, será dada por:

$$P(X_1, X_2, \ldots, X_N; \theta) = P(X_1; \theta)P(X_2; \theta) \cdots P(X_N; \theta) \qquad (39)$$

e define um modelo estatístico para os dados observados, parametrizado por θ. Essa função é denominada de função de verossimilhança, e a estimativa de máxima verossimilhança θ_{MV} será dada por:

$$\theta_{MV} = arg\ \max_{\theta} P(X_1, X_2, \ldots, X_N; \theta) \qquad (40)$$

De forma geral, a função de verossimilhança exprime a probabilidade de observamos um determinado conjunto de dados - nesse caso, uma determinada sequência de resultados do lançamento de uma moeda - para um dado valor do parâmetro θ. Desse modo, a estimativa de máxima verossimilhança busca o valor do parâmetro θ que torna os dados observados "mais prováveis", ou, em outras palavras, mais verossímeis. Consideremos um exemplo em que a sequência $\{X_1,X_2,...,X_{10}\} = \{1,1,0,0,...,0,0\}$ foi observada. Nesse caso, como os lançamentos são independentes, e a mesma moeda é utilizada em todos os lançamentos, temos que:

$$P(X_1, X_2, \ldots, X_{10}; \theta) = \theta^2(1-\theta)^8 \qquad (41)$$

Suponha que tenhamos apenas 4 possíveis escolhas para o valor de θ, para os quais calculamos facilmente o valor da função de verossimilhança:

$$\begin{aligned} P(X_1, X_2, \ldots, X_{10}; \theta = 0{,}1) &= 0{,}0043 \\ P(X_1, X_2, \ldots, X_{10}; \theta = 0{,}2) &= 0{,}0067 \\ P(X_1, X_2, \ldots, X_{10}; \theta = 0{,}4) &= 0{,}0027 \\ P(X_1, X_2, \ldots, X_{10}; \theta = 0{,}5) &= 0{,}0010 \end{aligned} \qquad (42)$$

Dentre os valores testados, observa-se que θ = 0,5, que corresponderia a uma moeda honesta, apresenta o menor valor de verossimilhança, de 0,0010. Dessa forma, seria pouco verossímil que os dados observados tenham sido obtidos com uma moeda com esse parâmetro. Nesse caso, a estimativa de máxima verossimilhança seria dada por θ_{MV} = 0,2. É importante ressaltar que não foi realizada nenhuma abalização a respeito do valor de θ, considerado um parâmetro determinístico. Por esse motivo, formalmente, a função de verossimilhança não deve ser confundida com uma função de distribuição condicional. Entretanto, em várias situações, pode ser conveniente tratar o parâmetro desconhecido θ como uma variável aleatória, o que permite empregar o ferramental de inferência bayesiana apresentado previamente ao problema de estimação de parâmetros em modelos estatísticos.

No contexto geral de inferência bayesiana, as probabilidades envolvidas no teorema de Bayes recebem uma nomenclatura ligeiramente distinta da utilizada anteriormente. Considerando que A representa um evento de interesse sobre o qual não é possível se realizar uma avaliação direta, e que B representam as observações que estão disponíveis que possibilitem a realização de uma inferência a respeito de A, temos:

- $P(A)$: Probabilidade a priori, análoga à probabilidade pré-teste;
- $P(B)$: Probabilidade de evidência;
- $P(B|A)$: "Verossimilhança" ou probabilidade condicional;
- $P(A|B)$: Probabilidade a posteriori, análoga à probabilidade pós-teste.

Considerando novamente o exemplo do lançamento da moeda, mas sabendo que há indícios de que o valor de θ seja, de fato 0,10. Tais indícios podem surgir em decorrência de outros experimentos realizados previamente, ou mesmo devido a informações à qual tivemos acesso antes mesmo de observar os resultados dos lançamentos. Nesse caso, da mesma maneira do que foi visto no exemplo sobre o exame da COVID-19, é possível atribuir uma distribuição *a priori* para os valores possíveis de θ, como, por exemplo, $P(\theta = 0{,}1) = 0{,}75$; $(P(\theta = 0{,}2) = 0{,}15$; $P(\theta = 0{,}4) = 0{,}05$ e $P(\theta = 0{,}5) = 0{,}05$. Com isso, se empregarmos o teorema de Bayes, podemos então obter a distribuição *a posteriori* dos parâmetros:

$$P(\theta|X_1, X_2, \ldots, X_{10}) = \frac{P(X_1, X_2, \ldots, X_{10}|\theta)P(\theta)}{P(X_1, X_2, \ldots, X_{10})}, \tag{43}$$

onde $P(X_1,X_2, \ldots,X_{10}|\theta)$ corresponde à verossimilhança dos dados e $P(X_1,X_2,\ldots,X_{10})$ corresponde à probabilidade conjunta dos das observações, i.e., da evidência.

É importante que o intuito no problema de estimação de parâmetros é obter o valor de θ. Assim, como a probabilidade da evidência $P(X_1,X_2, \ldots,X_{10})$ independe do valor do parâmetro, é possível focar a atenção apenas no numerador da distribuição *a posteriori*, ou seja:

$$P(\theta|X_1, X_2, \ldots, X_{10}) \propto P(X_1, X_2, \ldots, X_{10}|\theta)P(\theta) \tag{44}$$

Para o exemplo discutido, temos que:

$$\begin{aligned} P(\theta = 0{,}1|X_1, X_2, \ldots, X_{10}) &= 0{,}0032 \\ P(\theta = 0{,}2|X_1, X_2, \ldots, X_{10}) &= 0{,}0010 \\ P(\theta = 0{,}4|X_1, X_2, \ldots, X_{10}) &= 0{,}0001 \\ P(\theta = 0{,}5|X_1, X_2, \ldots, X_{10}) &= 0{,}00005 \end{aligned} \tag{45}$$

de maneira análoga ao método de máxima verossimilhança, é possível selecionar o valor de máxima a posteriori, $\theta_{MAP} = 0{,}1$, definido matematicamente por

$$\theta_{MAP} = arg\ \max_{\theta} P(X_1, X_2, \ldots, X_N|\theta)\, P(\theta) \tag{46}$$

Note que a diferença entre o estimador de máxima verossimilhança e no estimador de máxima a posteriori recai sobre a distribuição a priori sobre o parâmetro $P(\theta)$. Entretanto, se $P(\theta)$ for uma distribuição uniforme, i.e., os valores de θ são equiprováveis, então $\theta_{MAP} = \theta_{MV}$.

Em algumas aplicações voltadas para o monitoramento de saúde pública, é interessante obter modelos confiáveis que descrevam a evolução espacial e temporal das doenças[17]. Isso permite não apenas realizar, um rastreamento do avanço de doenças, mas também ajuda a identificar situações em que padrões temporais observados diferem significativamente de comportamentos esperados. Tais modelos devem ser flexíveis o bastante para que sejam capazes de capturar a distribuição subjacente dos dados observados. Assim, o problema de obtenção do modelo pode ser definido em duas etapas: na primeira delas, é necessário definir a estrutura que será utilizada para modelar as distribuições; e na segunda, é preciso ajustar os parâmetros para que ele produza um modelo estatístico adequado para os dados observados.

Por exemplo, em alguns trabalhos na área de epidemiologia[13][14][15][17], ao discutir modelos estatísticos para o avanço de uma doença específica, tomam como base a distribuição de Poisson, i.e.:

$$Poisson(\lambda) = \frac{e^{-\lambda}\lambda^k}{k!} \tag{47}$$

que representa a probabilidade de um determinado número k de eventos ocorrer em um determinado intervalo de tempo. Seu parâmetro λ representa o valor médio de ocorrências no mesmo intervalo de tempo. No modelo epidemiológico, o número de casos da doença, Y_i, em uma determinada região $i = 1,...,N$, pode ser modelado por:

$$Y_i \sim Poisson(\mu_i E_i), \tag{48}$$

onde μ_i denota o risco relativo da doença em uma área i, e E_i representa o valor médio de casos na mesma área. Nesse caso, a partir dos dados, é possível empregar a abordagem de máxima verossimilhança, e obter que a estimativa,

$$\mu_{i,MV} = \frac{Y_i}{E_i}, \tag{49}$$

É possível ainda considerar uma distribuição *a priori* para o valor do risco relativo, levando à utilização de métodos de baseados na formulação bayesiana para obter a distribuição *a posterior*$_i$ do valor do parâmetro[14][15][16].

A abordagem bayesiana também tem sido amplamente aplicada ao problema classificação de padrões. Considere um conjunto de dados denominados de treinamento, composto por vetores de dados observados $\mathbf{x} = (X_1, X_2, \ldots, X_N)^T$, e cada vetor está associado a uma entre classes, $C_1, C_2, \ldots, C_M$. O objetivo no problema de classificação de padrões consiste em obter um modelo, a partir dos dados de treinamento, que permita rotular corretamente um padrão que não estava presente no conjunto de treinamento[5].

Observe que a descrição é bastante geral, e serve para ilustrar o processo de classificação de imagens médicas[18][19][20]. Nesse caso, cada vetor no conjunto de treinamento corresponde a uma imagem de um exame específico (e.g., uma imagem de mamografia), e cada imagem já possui rótulo indicando se o exame apresenta alguma anomalia (por exemplo, apresenta algum nódulo), atribuindo assim o vetor à classe , ou se não apresenta problemas, associando o vetor à classe .

A partir desse conjunto de treinamento, é possível obter um modelo estatístico para a classificação, i.e., podemos estimar qual seria a probabilidade de um determinado padrão observado estar associado a cada uma das classes possíveis. Em outras palavras, o sistema deve estimar as distribuições condicionais , onde C_i se refere à classe **i** e **x** ao vetor de atributos observados. Assim, uma vez que o modelo tenha sido estabelecido, é possível realizar a classificação que qualquer novo vetor de atributos seguindo o mesmo princípio da estimação de máxima a posteriori, i.e.:

$$\textit{Índice da classe} = arg\ \max_i P(C_i|\mathbf{x}) \qquad (50)$$

O ponto crucial para a correta operação do método de classificação consiste em estimar adequadamente o modelo estatístico a partir dos dados, o que pode não ser uma tarefa simples. De fato, o problema geral de estimação de distribuições (ou densidades, no caso de dados com valores contínuos) torna-se computacionalmente intratável na medida em que o número de atributos aumenta. Entretanto, se considerarmos uma hipótese "ingênua" de que os atributos considerados para a classificação são condicionalmente independentes, ou seja,

$$P(\mathbf{x}|C_i) = P(X_1|C_i)P(X_2|C_i)\ldots P(X_N|C_i), \qquad (51)$$

o problema de obtenção do modelo estatístico torna-se mais simples. Veja que foi exatamente esse tipo de modelo que foi considerado no problema de estimação de parâmetros para múltiplos lançamentos de moeda. Essa consideração dá origem ao classificador denominado de Naive Bayes, e que, a despeito da hipótese nem sempre ser observada em situações práticas, tem sido utilizado com sucesso em diferentes aplicações na área da saúde.

Classificadores do tipo Naive Bayes já foram estudados para o diagnóstico de demência[(21)(22)]. Em um dos estudos, o classificador foi utilizado para tentar detectar demência em pesssoas que tenham sido atendidas no sistema público de saúde do Reino Unido. Segundo os autores, apenas dois terços das pessoas com algum tipo de demência recebem um diagnóstico formal pelo sistema de saúde pública, e muitos apenas o recebem em um estágio avançado da doença[(21)]. No sentido de melhorar essa estatística, os autores propuzeram o uso das informações contidas nos prontuários eletrônicos de pacientes atendidos pelos clínicos gerais (GP - *general practitioners*) e disponibilizados em um banco de dados denominado CPRD - *Clinical Practice Research Datalink*. Os prontuários continham dados estruturados e dados não estruturados, na forma de texto livre.

A partir da seleção de um conjunto para treinamento do classificador (que seguiu regras bem definidas para inclusão ou exclusão de registros de pacientes com e sem demência). Os atributos considerados para a classificação consistiam na presença ou ausência de termos específicos apresentados no prontuário do paciente (como sintomas, nomes de medicamentos utilizados, doenças pré-existentes etc), num total de 70 termos distintos. Após o treinamento do sistema, o classificador Naive Bayes obteve bons resultados, apresentando especificidade de 0,906, mas com uma baixa sensibilidade (0,241), obtendo resultados inferiores à classificação com uma rede neural artificial (que obteve especificidade e sensibilidade de 0,781 e 0,619, respectivamente). Embora tenha demonstrado desempenho abaixo dos demais classificadores, a grande vantagem do classificador Naive Bayes reside em sua simplicidade, sendo sempre uma opção interessante em problemas de classificação de dados.

Embora a hipótese central de independência condicional explorada pelo classificador Naive Bayes facilite o treinamento e a implementação dos sitemas de classificação, nem sempre ela é observada nos dados de aplicações reais. Em geral, as variáveis envolvidas no modelo estatístico apresentam algum tipo de relação, e trabalhar com tais dados exige que outros modelos estatísticos sejam considerados. Nesse caso, a pergunta que naturalmente surge está relacionada à qual estrutura deve ser escolhida para a probabilidade condicional $P(\mathbf{x}|C_i)$.

Existem cenários nos quais é possível identificar qual o modelo mais adequado ou empregar alguma família de distribuições pré-estabelecidas. De forma geral, seria interessante dispor de uma estrutura que fosse capaz de modelar uma ampla variedade de distribuições. Nesse contexto é que surgem as redes bayesianas, que têm sido utilizadas para representar famílias de distribuições de probabilidade descritas de maneira compacta por meio de grafos direcionados. Por exemplo, considere a distribuição conjunta $p(X_1,X_2,...,X_N)$, que pode ser representada por:

$$p(X_1,X_2,....,X_N) = p(X_1)p(X_2|X_1)p(X_3|X_2,X_1)\dots p(X_N|X_{N-1},X_{N-2},\dots,X_1) \quad (52)$$

Uma rede bayesiana compacta é caracterizada por distribuições condicionais que dependem apenas de um número reduzido de variáveis. Por exemplo, se a variável X_5 depender apenas das variáveis X_3 e X_1, denominadas de variáveis ancestrais, temos que:

$$p(X_5|X_4, X_3, X_2, X_1) = p(X_5|X_3, X_1) \quad (53)$$

Com isso, torna-se conveniente apresentar a distribuição como um grafo direcionado, no qual os vértices (ou nós) correspondem às variáveis, enquanto as arestas (ou arcos) indicam relações de dependência entre as variáveis. A Figura 3.1 mostra um exemplo de grafo representando uma distribuição.

$$p(X_1, X_2, X_3, X_4, X_5) = p(X_1)p(X_3)p(X_4)p(X_5|X_1, X_3)p(X_2|X_3, X_4) \quad (54)$$

Já nos deparamos com um tipo específico de rede bayesiana quando abordamos o problema de classificação por Naive Bayes. Naquele caso, cada distribuição condicional depende apenas de uma variável ancestral - a classe à qual o atributo pertence.

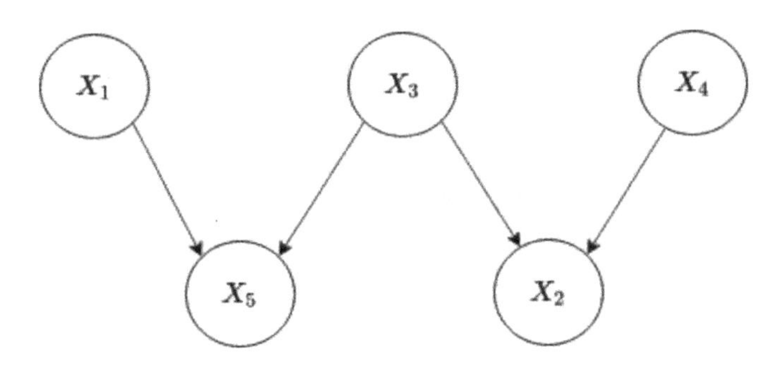

Figura 3.1: Exemplo de grafo representando uma distribuição conjunta. No caso, o grafo direcionado está associado a $p(X_1, X_2, X_3, X_4, X_5) = p(X_1)p(X_3)p(X_4)p(X_5|X_1, X_3)p(X_2|X_3, X_4)$.

Uma vez que a estrutura da rede esteja definida, é possível utilizá-la para realizar a inferência estatística. Em casos simples é possível realizar a inferência exata, isto é, calculam-se as probabilidades condicionais apropriadas para as variáveis de interesse. Entretanto, em casos mais elaborados, em geral não é possível obter uma solução analítica para a inferência, e a aplicação de métodos aproximados devem explorados, como o método de amostragem de Gibbs[4]. Mesmo assim, a despeito do custo computacional mais elevado em algumas situações, as redes bayesianas têm sido aplicadas com sucesso em diferentes aplicações na área da saúde[24][25].

REFERÊNCIAS

1. Etzioni R, Kadane J. Bayesian Statistical Methods in Public Health and Medicine *Annual Review of Public Health*, *16*(1), 23-41, 1995.
2. Spiegelhalter D, Myles J, Jones D, Abrams K. An introduction to bayesian methods in health technology assessment, *BMJ*, *319*(7208), 508–512, 1999.
3. Greenland S. Bayesian perspectives for epidemiological research: I. Foundations and basic methods. Int J Epidemiol. 2006;35(3):765-775. doi:10.1093/ije/dyi312
4. Barber D. Bayesian Reasoning and Machine Learning. Cambridge University Press, USA, 2012.
5. Dougherty G. Pattern recognition and classification: an introduction. Springer Science & Business Media, 2012.
6. Murphy KP. Machine Learning: A Probabilistic Perspective. The MIT Press, 2012.
7. Bertsekas DP, Tsitsiklis JN. Introduction to Probability Athena Scientific, 2002.
8. Kay S. Intuitive probability and random processes using MATLAB®. Springer Science & Business Media, 2006.
9. Castro R. et al. COVID-19: a meta-analysis of diagnostic test accuracy of commercial assays registered in Brazil. The Brazilian Journal of Infectious Diseases, 2020
10. Ferreira JC, Patino CM. Entendendo os testes diagnósticos. Parte 1. Jornal Brasileiro de Pneumologia, v. 43, n. 5, pp. 330-330, 2017.
11. Patino CM, Ferreira JC. Entendendo os testes diagnósticos: parte 2. Jornal Brasileiro de Pneumologia, v. 43, n. 6, pp. 408-408, 2017.
12. Pearl J, Glymour M, Jewell NP. Causal Inference in Statistics: A Primer. NWiley, 2016.
13. Best N, Richardson S, Thomson A. A comparison of Bayesian spatial models for disease mapping. Statistical Methods in Medical Research. 2005;14(1):35-59.
14. Pascutto C, Wakefield J, Best N, Richardson S, Bernardinelli L, Staines A, Elliott P. Statistical issues in the analysis of disease mapping data. Statist. Med., 19: 2493-2519, 2000.
15. Duncan EW, Mengersen KL. Comparing Bayesian spatial models: Goodness-of-smoothing criteria for assessing under- and over-smoothing. PLOS ONE 15(5): e0233019, 2020.
16. Flórez-Lozano A. et al., Spatial distribution of the relative risk of Zika virus disease in Colombia during the 2015–2016 epidemic from a Bayesian approach. Int J Gynecol Obstet, 148: 55-60, 2020.
17. Boulieri A, Bennett JE, Blangiardo M. A Bayesian mixture modeling approach for public health surveillance. Biostatistics. 2020;21(3):369-383.
18. Lopez M. et al., Automatic tool for alzheimer's disease diagnosis using PCA and bayesian classification rules, in Electronics Letters, vol. 45, no. 8, pp. 389-391, 9 April 2009.

19. Ceccon S. et al., Exploring Early Glaucoma and the Visual Field Test: Classification and Clustering Using Bayesian Networks, in IEEE Journal of Biomedical and Health Informatics, vol. 18, no. 3, pp. 1008-1014, May 2014.

20. Wuniri W. et al., A Generic-Driven Wrapper Embedded With Feature-Type-Aware Hybrid Bayesian Classifier for Breast Cancer Classification, in IEEE Access, vol. 7, pp. 119931-119942, 2019.

21. Ford E. et al. Identifying undetected dementia in UK primary care patients: a retrospective case-control study comparing machine-learning and standard epidemiological approaches. BMC medical informatics and decision making, 19(1), 248, 2019.

22. Bhagya SR, Sheshadri HS. Diagnosis of Alzheimer's disease using Naive Bayesian Classifier. *Neural Comput & Applic, v.* 29, pp. 123–132, 2018.

23. Langarizadeh M, Moghbeli F. Applying Naive Bayesian Networks to Disease Prediction: a Systematic Review. Acta informática médica, AIM: journal of the Society for Medical Informatics of Bosnia & Herzegovina : casopis Drustva za medicinsku informatiku BiH, 24(5), 364–369, 2016.

24. Mclachlan S. et al. Bayesian networks in healthcare: Distribution by medical conditio-n*Artificial Intelligence in Medicine, 107,* 101912, 2020.

25. Arora P. et al., Bayesian Networks for Risk Prediction Using Real-World Data: A Tool for Precision Medicine, Value in Health, Volume 22, Issue 4, Pages 439-445, 2019.

CAPÍTULO 4

Avaliação de sistemas preditivos em saúde

Felipe Mancini

PARA o processo de criação e desenvolvimento de um sistema preditivo em saúde, muitas vezes, é considerado a construção de estratégias para determinar sua melhor acurácia, a fim de, por exemplo, diagnosticar um tumor no fígado ou um quadro de ansiedade crônica. Para os Sistemas Preditivos em Saúde (SPS), sua avaliação é compreendida como parte da modelagem de seu sistema. Isto é, a avaliação de SPS vai além do cálculo final de sua acurácia. Assim, para a construção do sistema preditivo, deve-se levar em consideração a avaliação de diversos aspectos de seu desempenho, como: qual estatística deve ser empregada para a acurácia? Qual validação cruzada deve ser utilizada? Quantos sujeitos devem ser considerados para o treinamento do sistema? Como lidar com base de dados pequena ou desbalanceada?

Esse capítulo objetiva compreender o desempenho geral do SPS, desde sua aplicação em casos críticos, ou até mesmo, otimizar seu desempenho. Isto é, a partir de uma avaliação adequada de SPS é possível predizer quantos sujeitos são necessários para a classificação de um problema em saúde. Este cenário é importante, pois a partir da aplicação da técnica de *bootstrapping*, é possível determinar, por exemplo, que são necessários 200 sujeitos para atingir a melhor sensibilidade de um SPS em uma base com cerca de 500 sujeitos. Essa abordagem pode diminuir o tempo de classificação, otimizando seu desempenho. Desta maneira, este capítulo discorre e conceitua todo o aspecto de avaliação de SPS, permitindo obter um classificador adequado para estratégia preditiva em sistemas computacionais de saúde.

Além disso, é importante destacar que esse capítulo não irá discutir a avaliação de Sistemas de Apoio à Decisão em Saúde (SADS) - que compreende a análise de sua predição e de sua avaliação clínica. Esse capítulo terá como foco somente a avaliação do sistema preditivo. Isto é, a partir da avaliação de sua predição, um SADS pode ser considerado adequado para tarefa de classificação automática. Entretanto, não é possível afirmar sobre sua efetividade na prática. Para isto, é necessário realizar outras avaliações envolvendo, por exemplo, usabilidade, impacto no serviço de saúde, riscos e aderência, entre outras.

A Figura 4.1 mostra uma arquitetura básica para avaliação de um SPS. Genericamente utiliza-se uma base de dados para treinamento e outra base de dados para validação do SPS. Para isso, essa base de dados é aleatoriamente dividida em duas partes — uma para treinamento e outra para validação do SPS. Assim, é sugerido que ⅓ da base de dados seja utilizada para validação, e os outros ⅔ sejam utilizados para treinamento.

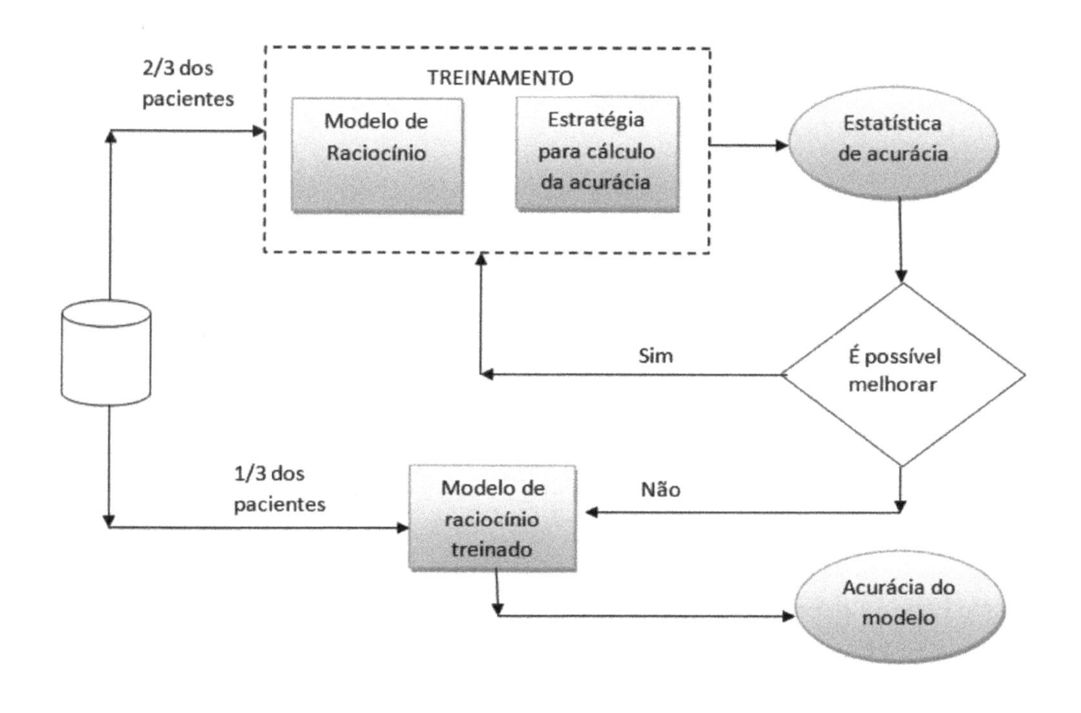

Figura 4.1: Arquitetura básica para avaliação de um SPS.

Realizar a divisão da base de dados em treinamento e validação é importante para que seja apontado um viés de validação de sistemas preditivos conhecidos como sobreajuste (*overfitting*). Sobreajuste é um fenômeno de aprendizagem de máquina, na qual classificadores apresentam dificuldades em reconhecer padrões fora do escopo de sua base de treinamento. Isto é, o sistema preditivo compreende, em sua tarefa de mapeamento do padrão de entrada, apenas o conjunto de dados relacionado ao seu treinamento. Assim, não existe uma avaliação compreensiva na classificação de um novo sujeito, gerando incertezas na generalização do reconhecedor de padrões. A divisão da base de dados em treinamento e validação visa melhor compreender a acurácia do classificador, quando o mesmo é avaliado fora de seu escopo de treino.

Especificamente, a construção de SPS é uma tarefa empírica e artesanal. Assim, outras configurações propostas para esta divisão também são aceitas. Entretanto, é importante que haja uma justificativa plausível para outra abordagem, levando-se em consideração que os principais autores de SPS utilizam o padrão proposto (⅓ para treinamento e ⅔ para validação).

Na Figura 4.1, pode-se considerar como "Modelo de Raciocínio" um ou vários algoritmos de IA utilizados para a tarefa de classificação de padrões. É possível citar como exemplo os algoritmos baseados no paradigma de raciocínio evolucionista (como exemplo algoritmos genéticos), estatísticos/probabilísticos (como exemplo redes bayesianas e sistemas difusos) e conexionista (como exemplo redes neurais artificiais e redes neurais convolucionais). Para as "Estratégias de Cálculo da Acurácia", é possível citar algoritmos de validação cruzada (como o *k-folds* e *leave-one-out*), além de técnicas de *bootstraping*. Como resposta, a tarefa de treinamento propõe um conjunto de estatísticas do modelo preditivo escolhido. A tarefa de treinamento pode ser repetida inúmeras vezes, até o valor da acurácia seja relevante para o problema de classificação de padrões. Especificamente, essas repetições podem ser realizadas alterando-se parâmetros do modelo de raciocínio, bem como o uso de diferentes abordagens de estratégias para cálculo da acurácia de treinamento.

Novamente é importante destacar que a tarefa de treinamento, visando alcançar um valor relevante de acurácia para a tarefa de classificação proposta, é empírica e artesanal. Assim, é importante que o desenvolvedor de SPS busque, a partir de sua experiência e na literatura científica, melhores abordagens para testar parâmetros significativos dos modelos de raciocínio escolhidos para a tarefa de classificação de padrões proposta, bem como, estratégias para cálculo de acurácia adequadas para a característica padrão de entrada a ser treinado.

Vale ressaltar que existem *frameworks* que fazem testes conhecidos como "força bruta" para determinação dos parâmetros mais relevantes para o classificador de padrões. Algoritmos de força bruta, de maneira geral, testam todos os parâmetros possíveis e aceitáveis para o classificador de padrões. Diferentemente de testes empíricos, no qual o cientista de dados determina os parâmetros a serem testados, os algoritmos de força bruta executam todas as possibilidades de configuração do classificador. Entretanto, os algoritmos de força bruta, dependendo da complexidade do padrão de entrada (dados a serem treinados e/ou validados), chegam a levar centenas de horas para ser executado em sua completude, tornando uma atividade demorada e computacionalmente custosa.

Algumas bases de dados em saúde têm como características: serem pequenas, desbalanceadas e complexas. Diferentemente de outros contextos onde, muitas vezes, existem centenas de milhares ou milhões de amostras, a captação de dados em saúde é específica e quase sempre voltada às comorbidades do paciente. Estas comorbidades são, em muitos casos, raras gerando dificuldade em captar novos sujeitos, a fim de obter uma base significativa para a tarefa de classificação. Tal característica pode ser parcialmente minimizada a partir do uso da geração de dados sintéticos.

Após a determinação dos atributos do modelo de raciocínio, obtidos por meio da melhor acurácia observada; utilizando a base de treinamento. Este classificador pode ser aferido utilizando a base de dados de avaliação. Entretanto, em muitos casos, pode ser observada uma baixa acurácia do reconhecedor automático. Neste sentido, é possível ocorrer problemas relacionados à sobreajuste ou subajuste (*underfitting*). Neste caso, a base de treinamento deve ser reprocessada, e o classificador deve ser retreinado. Caso o valor da acurácia seja satisfatório, esta etapa de avaliação está encerrada.

A primeira etapa para a construção do SPS — depois do pré-processamento do padrão de entrada — é o treinamento do seu classificador de padrões. Esse treinamento envolve a configuração de seus parâmetros, a fim de obter valores relevantes de acurácia para a tarefa de predição. Entretanto, para mensurar a assertividade do SPS, é necessária uma base de dados de validação, para o cálculo da tarefa de predição proposta. Para otimizar esse processo, pode ser utilizado estratégias de validação cruzada. A validação cruzada se propõe em calcular a acurácia de sistemas preditivos, a partir da divisão dinâmica de sua base de treinamento. Isto é, essa estratégia assume que uma porcentagem da base de treinamento pode ser efetivamente utilizada para o treinamento do SPS, e a outra porcentagem é utilizada para a sua validação.

As técnicas de *k-fold* e de *leave-one-out* são as principais técnicas de validação cruzada aplicada na construção de SPS(1). A técnica de *k-fold* apresenta um único parâmetro chamado de *k* (quantidade de iterações). Este parâmetro refere-se à quantidade de grupos em que uma determinada amostra de dados deve ser dividida. É importante destacar que estas divisões devem ser realizadas de maneira aleatória. Por exemplo, caso a base de dados seja divididas em sete partes iguais e aleatórias, o algoritmo é chamado do *7-fold*. Normalmente, divisões entre *3-fold* (divisões em três partes iguais) até *10-fold* (divisões em 10 partes iguais) são as formações de *k-fold* assumidas na literatura. O algoritmo de *k-fold*, contextualizado pelo algoritmo de *5-fold*, se resume na Figura 4.2.

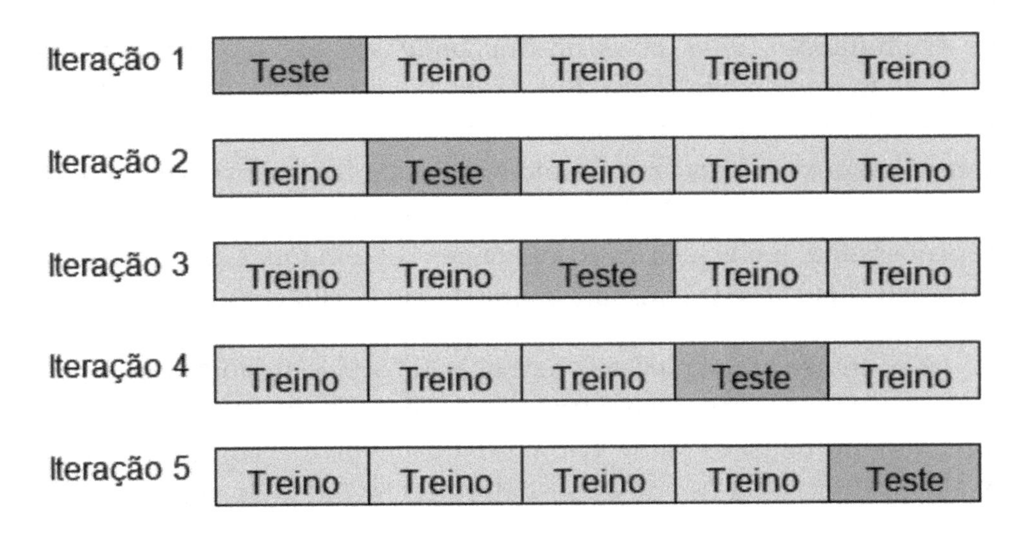

Figura 4.2: Algoritmo de *k-fold*, contextualizado para *5-fold* onde sua acurácia final é calculada a partir da média das acurácias das iterações(21).

Para a técnica de *k-fold*, o valor de *k* pode ser determinado por meio da análise da variação média da acurácia final para cada execução da abordagem *k-fold*. Isto é, comparam-se duas ou mais execuções individuais de *k-fold*. Caso a variação da acurácia final de cada execução seja considerável, é sugerido aumentar o valor de *k*. Com isso, aumenta-se a quantidade de sujeitos da base de treinamento, permitindo que o classificador de padrões possa melhor generalizar o problema de predição proposto.

Especificamente, não existe uma estratégia para determinar valor inicial de *k*. Sugere o uso de *10-fold*, a fim de encontrar um valor viável entre desvio-padrão das acurácias das iterações e o custo computacional da validação cruzada. Entretanto, é possível utilizar o *5-fold* quando a base de dados for grande e complexa. Entretanto, a escolha final do valor de *k* envolve diversos experimentos empíricos. De maneira geral, apesar da técnica de *k-fold* ser a abordagem mais popular de validação cruzada, é ideal que essa técnica seja utilizada quando a base de dados de treinamento apresente uma quantidade significativa de amostras. Caso a base de treinamento possua poucas amostras, é sugerido o uso da técnica de validação cruzada *leave-one-out*. Além disso, caso não seja solucionado o problema de altos valores do desvio-padrão da acurácia final, é reforçada a aplicação da técnica de validação cruzada *leave-one-out* para o treinamento do classificador proposto.

A técnica de validação cruzada *leave-one-out* pode ser considerada um algoritmo *k-fold*, sendo que o valor de *k* é determinado pelo número de amostras disponíveis na base de dados de treinamento. Isto é, caso a base de dados de treinamento possua 500 amostras, a técnica *leave-one-out* pode ser entendida como um *500-fold*. A Figura 4.3 mostra os passos de execução do *leave-one-out*. Especificamente, para o *leave-one-out*, a acurácia final é calculado por meio da média de acurácias obtidas em cada experimento[1].

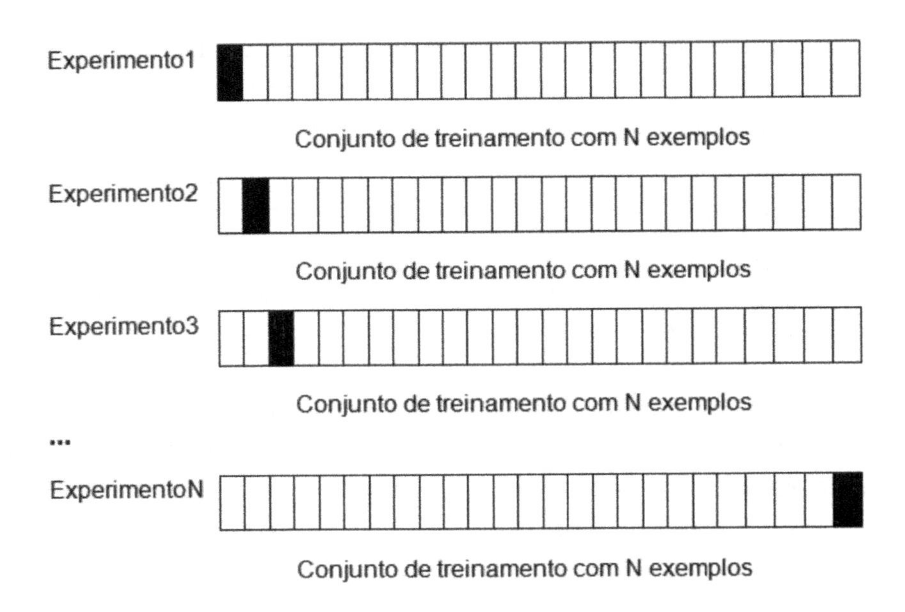

Figura 4.3: Algoritmo *leave-one-out* onde sua acurácia final é calculada a partir da acurácia média das iterações[22].

Diferentemente do *k-fold* tradicional, o *leave-one-out* não apresenta variação no valor da acurácia final quando é executado pelo menos duas vezes. Entretanto, ele é computacionalmente mais custoso, se comparado com o *k-fold*. Isto é, caso sua base de treinamento possua centenas de milhares de amostras, os experimentos do *leave-one-out* são realizados centenas de milhares de vezes. Especificamente, as bases de dados em saúde costumam ser pequenas devidas às características da coleta individual de pacientes, que muitas vezes apresentam comorbidades raras e específicas. Assim, o *leave-one-out* é uma estratégia importante para realizar a validação cruzada em bases de saúde. Entretanto, caso a quantidade de amostras sejam significativas, por ser uma abordagem computacionalmente custosa, o uso do *k-fold* clássico torna-se interessante.

O conceito de *bootstrapping* é simples. De maneira geral, trata-se da realização de reamostragem da base de treinamento, para obter diferentes cenários de acurácia. Isto é, o cientista de dados pode traçar diferentes estratégias de reamostragem, para compreender diferentes fenômenos do classificador e do padrão de entrada. Por exemplo, é possível fazer reamostragem para identificar o comportamento de aprendizagem do classificador de padrões, a partir de inserção de novas amostras no padrão de entrada. Isto é, parte-se de uma base de treinamento inicial (disponível na base de treinamento), e recorrentemente, insere se novas amostras para traçar uma curva de aprendizagem. Com isto é possível determinar, por exemplo, a quantidade ideal de sujeitos para a generalização de um problema de classificação. A técnica de *boostrapping* pode ser aplicada individualmente, ou em conjunto com técnica de validação cruzada. Também é muito utilizada para compreender comportamentos de sobreajustes de subajustes. Além disso, um dos problemas que podem ser detectado por meio de *bootstrapping* é a identificação de mínimos locais[2]; fenômeno conhecido em redes neurais artificiais (RNA). Por exemplo, mínimos locais são vieses em modelos de predição, no qual seus algoritmos não conseguem convergir para sua acurácia esperada (máximo global). Assim, variando os parâmetros das RNA, em conjunto com diferentes reamostragens, é possível detectar este fenômeno.

Para mensurar o desempenho de um SPS, diferentes indicadores podem ser utilizados. Especificamente, e dependendo da proposta do classificador, estes indicadores determinam a acurácia para uma tarefa específica de reconhecimento de padrões. Essa seção realiza análises de indicadores e estatísticas que são comumente utilizados no treinamento e validação do SPS[3][4][5][6][7][8][9][10].

Na etapa de treinamento, para medir o valor de falsos positivos e falsos negativos de um SPS, realiza-se o cálculo de sensibilidade e especificidade. Precisão (*precision*) e revocação (*recall*) são geralmente aplicados para avaliar SPS com foco na recuperação de informação. Por exemplo, caso necessite calcular a quantidade de prontuários recuperados a partir de qualquer heurística proposta pelo SPS, são calculados valores de precisão e revocação para mensurar a acurácia do classificador. O cálculo de sensibilidade e especificidade é dado por:

sensibilidade = VP/(VP+FN),

onde VP é verdadeiro-positivo, e FN é falso-negativo.

especificidade = VN/(VN+FP),

onde VN é verdadeiro-negativo, e FP é falso-positivo.

O cálculo da precisão e revocação é dado por:

precisão = VP/(VP+FP),

onde VP é verdadeiro-positivo, e FP é falso-positivo.

revocação = VN/(VN+FP),

onde VN é verdadeiro-negativo, e FP é falso-positivo.

Observe que o cálculo de revocação e especificidade são os mesmos. Contudo, o cientista de dados deve escolher entre sensibilidade/especificidade ou precisão/revocação como indicadores de SPS. É possível utilizar todos os indicadores listados, mas não é convencional - inclusive pode gerar problemas nas análises da acurácia do classificador. Entretanto, é necessário levar em consideração apenas um indicador (sensibilidade, por exemplo) para realizar ajustes no classificador. Isto é, para o problema de predição proposto, este indicador é o mais relevante, em detrimento dos outros indicadores. Todavia, caso a sensibilidade e especificidade sejam importantes para avaliação do classificador, pode-se usar a acurácia média para configuração dos parâmetros do classificador. O cálculo da acurácia média é dado por:

acurácia média = (VP+FP)/(VP+FP+FN+VN),

onde VP é verdadeiro-positivo, FN é falso-negativo, VN é verdadeiro-negativo, e FP é falso-positivo.

Contudo, a acurácia média apresenta limitações, quando é necessário compreender o comportamento individual da sensibilidade ou especificidade. Especificamente, a curva ROC[11] é um diagrama que correlaciona a sensibilidade com o complemento da especificidade mensuradas pelo classificador, por meio da variação do corte de um ou mais parâmetros da base de dados de treinamento. Por exemplo, a Figura 4.4 mostra duas curvas ROC para os classificadores hipotéticos "A" e "B", e o desempenho destes é dado a partir do cálculo da área de cada curva. A maior área sob a curva ROC (AUC - *Area Under Curve*) determina o melhor classificador para uma tarefa de reconhecimento de padrões.

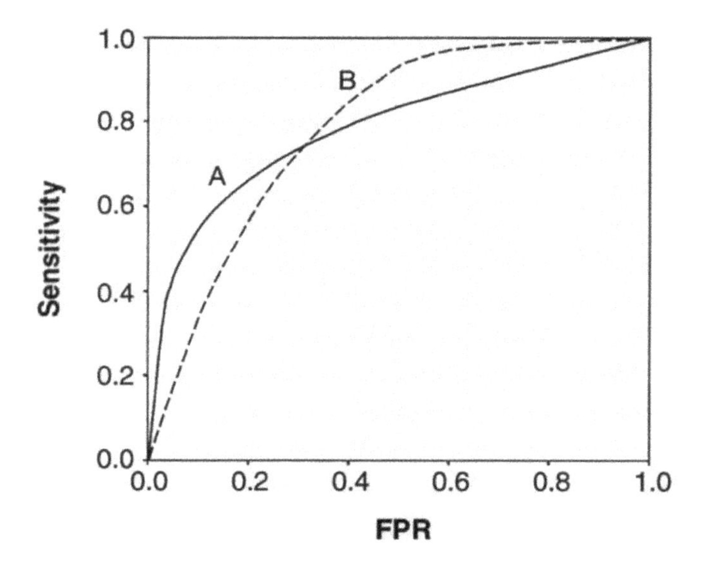

Figura 4.4: Exemplo de duas curvas ROC comparando o desempenho de diferentes classificadores de padrões ("A" e "B")[23].

Especificamente, à medida que combina precisão e revocação é conhecida como *f-measure*, a qual pode ser calculada da seguinte maneira:

f-measure = (2 * precisão * revocação) / (precisão + revocação)

Existem algumas variações de *f-measure*, conhecido como *f0,5-measure* o qual exerce maior peso (importância) para o cálculo da precisão, em detrimento da revocação. Além disto, é válido citar o *f2-measure* o qual exerce maior peso (importância) para o cálculo da revocação, em detrimento da precisão.

f0.5-*measure* = (1.25 * precisão * revocação) / (0.25 * precisão + revocação)

f2-*measure* = (5 * precisão * revocação) / (4 * precisão + revocação)

São utilizados: sensibilidade/especificidade, precisão/revocação e *f-measure;* como indicadores para a etapa de validação. Contudo, também pode ser utilizado os testes de concordância. Esses testes são utilizados para descrever a concordância entre dois ou mais juízes quando realizam uma avaliação nominal ou ordinal de uma mesma amostra. No caso, um juiz pode ser o especialista. O outro juiz pode ser a resposta emitida pelo classificador. Quando existem apenas dois juízes (especialista e o classificador), pode ser calculado o coeficiente de Kappa[12][13][14] como teste de concordância. Quando existem mais que dois juízes, podendo ser um ou mais especialista ou um ou mais classificador, é sugerido o cálculo de coeficiente de Kappa generalizado como teste de concordância.

Testes como alfa de Cronbach, correlação de Pearson, coeficiente de correlação intraclasse e correlação de Spearman também podem ser utilizados para medir níveis de concordância entre especialista e classificadores automáticos. O coeficiente de Kappa é calculado da seguinte maneira:

Kappa = (P(O)-P(E))/(1-P(E)),

onde P(O) é a proporção observada de concordâncias (soma das respostas concordantes dividida pelo total); P(E) é a proporção esperada de concordâncias (soma dos valores esperados das respostas concordantes dividida pelo total).

Como resposta, o coeficiente de Kappa apresenta valores que podem ser interpretados a partir da Tabela 4.1. Vale lembrar que o coeficiente de Kappa é utilizado para avaliar especificamente a concordância de variáveis categóricas (respostas emitidas pelos juízes). Para variáveis discretas, sugere-se o uso de outras estratégias citadas anteriormente.

Tabela 4.1: interpretação dos valores do coeficiente de Kappa.

Valores de Kappa	Interpretação
<0	Ausência de concordância
0-0,19	Concordância pobre
0,20-0,39	Concordância leve
0,40-0,59	Concordância moderada
0,60-0,79	Concordância substantiva
0,80-1,00	Concordância quase perfeita

Referente ao sobreajuste e subajuste, os mesmos são dois vieses enfrentados na construção de classificador de padrões, principalmente quando é utilizada uma base de treinamento com poucas amostras[15][16][17]. O subajuste ocorre quando o algoritmo não alcança uma acurácia satisfatória. A Figura 4.5(a) mostra a ocorrência de subajuste no treinamento. É possível verificar que, devido à característica do classificador de padrões (separação linear entre o padrão de entrada), o mesmo não consegue atingir uma acurácia desejada. Como exemplo de um classificador linear pode-se citar o *perceptron*. Já o sobreajuste ocorre quando o algoritmo é especializado em classificar sujeitos de sua base de treinamento, conforme mostrado na Figura 4.5(b). Essa característica não é adequada, pois quando é apresentada a base de validação (ou qualquer outra base de dados), o algoritmo alcança um desempenho inadequado.

Para detectar um sobreajuste é importante comparar os resultados da fase de treinamento com a fase de validação. Caso a acurácia seja significativamente diferente, o sobreajuste pode ser um dos problemas. Para evitar o sobreajuste, é importante realizar testes com diferentes algoritmos de ML. Muitas vezes um algoritmo possui características específicas, e não consegue generalizar seus parâmetros para um problema de reconhecimento de padrões. Assim, mesmo com testes de força bruta e validações cruzadas, muitas vezes o classificador não consegue convergir para uma classificação adequada fora da sua base de treinamento.

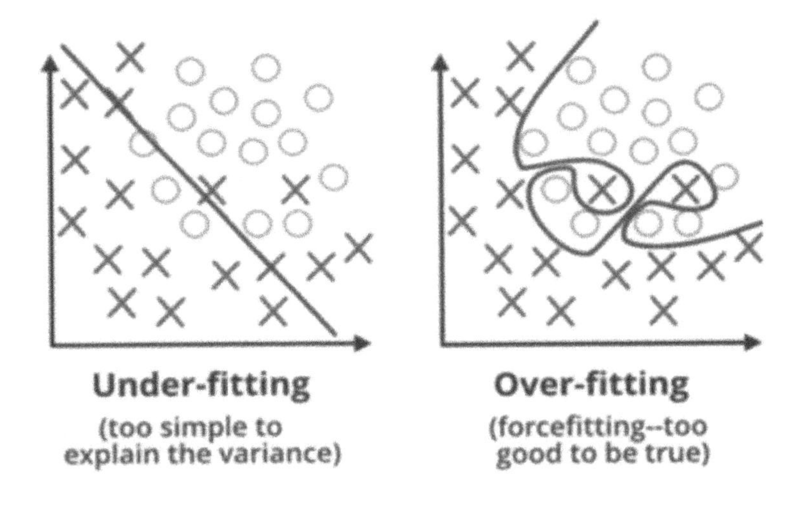

Figura 4.5: (a) Exemplo subajuste; (b) Exemplo de sobreajuste[24].

Além disso, é importante investigar o padrão de entrada, a fim de detectar discrepâncias entre estas amostras. Estas discrepâncias são chamadas de *outliers*, e podem reforçar o sobreajuste. Entretanto, a remoção de *outliers* é um processo delicado. É recomendada que essa remoção seja realizada em conjunto com o especialista, para que sujeitos relevantes para compreensão plena de uma comorbidade não seja desconsiderada.

Como citado anteriormente, bases de dados em saúde apresentam características de serem pequenas e desbalanceadas. Especificamente, devida a raridade de algumas comorbidades, torna-se dificultosa a construção de uma base de dados abrangente e relevante. Uma possibilidade para lidar com conjuntos de dados desbalanceados é sobreamostrar a classe minoritária (classe com a menor quantidade de sujeitos) do padrão de entrada. A abordagem mais simples envolve a duplicação de exemplos na classe minoritária. Entretanto, é importante destacar que essa abordagem não adiciona nenhuma informação (amostra) nova ao modelo. Ao invés disso, os novos exemplos são sintetizados a partir dos exemplos existentes. Essa estratégia de aumento de dados para a classe minoritária é conhecida como SMOTE (*Synthetic Minority Oversampling Technique*)[18].

Na Figura 4.6 é mostrada a inserção da classe minoritária do padrão de entrada. Nesse caso, é escolhida aleatoriamente uma amostra da classe minoritária (*xi*). A partir dessa determinação e utilizando-se a distância euclidiana, são detectados os cinco vizinhos mais próximos (*k*=5). Pode-se alterar a quantidade de vizinhos, sendo que o valor mínimo é *k*=2. Utilizando-se desses vizinhos, aleatoriamente é escolhida uma amostra (*x^i*). Por fim, a amostra sintética é gerada a partir da distância média entre *xi* e *x^i*.

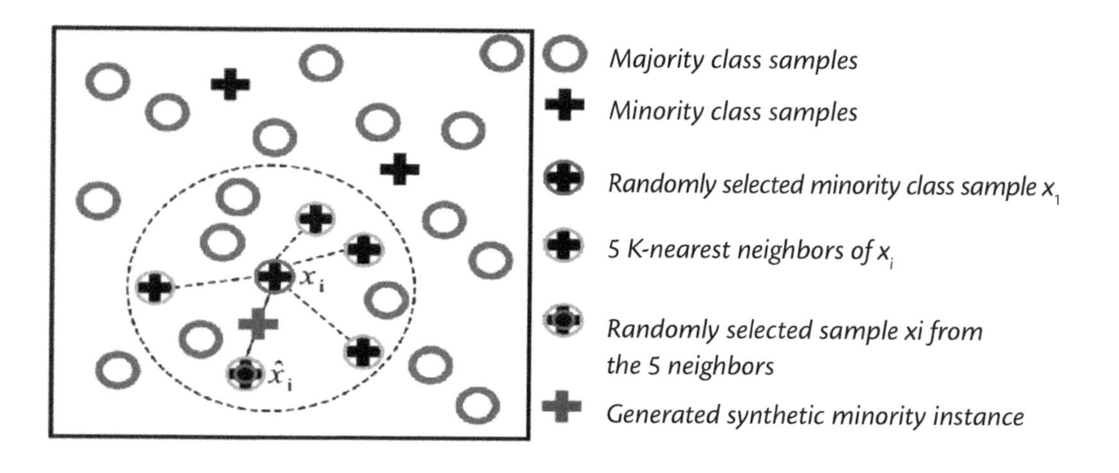

Figura 4.6: SMOTE[25].

A abordagem SMOTE é eficaz devido a plausividade dos novos exemplos da classe minoritária. Isto é, os dados sintéticos representam o espaço amostral da classe minoritária. Entretanto, uma desvantagem de SMOTE se dá pela possível ambiguidade na criação dos exemplos sintéticos por não considerar a classe majoritária. Isto é, a aplicação da técnica SMOTE pode resultar em exemplos dúbios, principalmente se houver uma forte sobreposição entre as classes majoritária e minoritária. Borderline-SMOTE e a Amostragem Sintética Adaptativa (ADASYN) são extensões do SMOTE[19][20].

O Borderline-SMOTE realiza a geração de dados sintéticos a partir de sujeitos discrepantes, presentes na sua base de treinamento. Em muitos casos, os *borderlines* podem caracterizar aspectos específicos uma comorbidade. Entretanto, retirá-los da base de treinamento implicará em uma perda considerável de conhecimento implícito em seu padrão de entrada. De maneira geral, criar amostras de sujeitos discrepantes auxilia na melhor caracterização de sua amostra - diferentemente dos sujeitos que possuem maior ambiguidade com casos controle. Por fim, é importante destacar que o Borderline-SMOTE possibilita a geração de dados sintéticos tanto para as classes minoritárias, quanto para as classes majoritárias.

Já o ADASYN é uma abordagem que envolve a geração de amostras sintéticas inversamente proporcionais à densidade dos exemplos na classe minoritária. Ou seja, a ADASYN gera mais exemplos sintéticos em regiões onde a densidade de exemplos minoritários é baixa. Assim como o Borderline-SMOTE, a função do ADASYN é reforçar caraterísticas específicas dos casos controle e dos sujeitos patológicos, não tendo necessariamente, um desbalanceamento entre as bases.

Entretanto, o sobreajuste deve ser levado em consideração, principalmente quando são aplicadas técnicas de geração de dados sintéticos. Isto é, caso essas técnicas não sejam corretamente aplicadas, o seu padrão de entrada torna-se-á tão específico, que possíveis vieses não poderão ser minimizados por qualquer modelo de aprendizagem computacional. Além disto, é recomendado o uso de geração de dados sintéticos apenas na base de treinamento. Caso seja utilizado na base de validação, poderá ocorrer uma avaliação enviesada do SPS.

REFERÊNCIAS

1. Kohavi R. A study of cross-validation and bootstrap for accuracy estimation and model selection. In: Ijcai. Montreal, Canada; 1995. p. 1137–1145.
2. Srivastava N, Hinton G, Krizhevsky A, Sutskever I, Salakhutdinov R. Dropout: a simple way to prevent neural networks from overfitting. J Mach Learn Res. 2014;15(1):1929–1958.
3. James G, Witten D, Hastie T, Tibshirani R. An Introduction to Statistical Learning: with Applications in R. 1st ed. 2013, Corr. 7th printing 2017 Edition. New York: Springer; 2013. 440 p.
4. Russell S, Norvig P. Artificial Intelligence: A Modern Approach. 3rd Edition. Upper Saddle River: Pearson; 2009. 1152 p.
5. Shortliffe EH, Barnett GO. Medical data: their acquisition, storage, and use. In: Medical Informatics. Springer; 2001. p. 41–75.
6. Burnham K, Anderson D. Model Selection and Multi-Model Inference Vol. 3rd. Springer; 2002. [Internet]. [cited 2020 June 19]. Available from: http://www.amazon.ca/exec/obidos/redirect?tag=citeulike09-20&path=ASIN/0387953647
7. Siegel S. Nonparametric statistics for the behavioral sciences. Mc-Grill; 1956.
8. Duda RO, Hart PE, Stork DG. Pattern Classification. 2o ed. Wiley-Interscience; 2000.
9. Koutroumbas K, Theodoridis S. Pattern Recognition. 4th Edition. Academic Press; 2008. 945 p.
10. Bishop CM. Pattern Recognition and Machine Learning. 1st ed. 2006. Corr. 2nd printing. Springer; 2007.
11. Metz CE. Basic principles of ROC analysis. Semin Nucl Med. outubro de 1978;8(4):283–98.
12. Fleiss JL, Levin B, Paik MC. Statistical methods for rates and proportions. john wiley & sons; 2013.
13. Fleiss JL. Measuring nominal scale agreement among many raters. Psychol Bull. 1971;76(5):378.
14. Landis JR, Koch GG. The measurement of observer agreement for categorical data. biometrics. 1977;159–174.
15. Guyon X, Yao J. On the underfitting and overfitting sets of models chosen by order selection criteria. J Multivar Anal. 1999;70(2):221–249.
16. Dietterich T. Overfitting and undercomputing in machine learning. ACM Comput Surv CSUR. 1995;27(3):326–327.
17. Van der Aalst WM, Rubin V, Verbeek HMW, van Dongen BF, Kindler E, Günther CW. Process mining: a two-step approach to balance between underfitting and overfitting. Softw Syst Model. 2010;9(1):87.

18. Chawla NV, Bowyer KW, Hall LO, Kegelmeyer WP. SMOTE: Synthetic Minority Over-sampling Technique. J Artif Intell Res. 2002;16:321–57.

19. Haibo He, Yang Bai, Garcia EA, Shutao Li. ADASYN: Adaptive synthetic sampling approach for imbalanced learning. In: 2008 IEEE International Joint Conference on Neural Networks (IEEE World Congress on Computational Intelligence). 2008. p. 1322–8.

20. Han H, Wang W-Y, Mao B-H. Borderline-SMOTE: A New Over-Sampling Method in Imbalanced Data Sets Learning. In: Huang D-S, Zhang X-P, Huang G-B. Advances in Intelligent Computing. Berlin, Heidelberg: Springer; 2005. p. 878–87.

21. Raheel S Cross Validation Explained: Evaluating estimator performance. [Internet]. [cited 2020 June 19]. Available from: https://towardsdatascience.com/cross-validation-explained-evaluating-estimator-performance-e51e5430ff85

22. Josiane M. Machine learning. [Internet]. [cited 2020 June 19]. Available from: https://www.irit.fr/publis/SIG/Machine%20Learning%20FabSpace%20March%202018%204p.pdf

23. Suzanne E. ROC curves – what are they and how are they used? [Internet]. [cited 2020 June 19]. Available from: https://acutecaretesting.org/en/articles/roc-curves-what-are-they-and-how-are-they-used

24. Anup B. What is underfitting and overfitting in machine learning and how to deal with it. [Internet]. [cited 2020 June 19]. Available from: https://medium.com/greyatom/what-is-underfitting-and-overfitting-in-machine-learning-and-how-to-deal-with-it-6803a989c76

25. Nitesh VC. et al. SMOTE: Synthetic Minority Over-sampling Technique. Journal of Artificial Intelligence Research. v.16, p. 321–357.

CAPÍTULO 5

Aplicações práticas na medicina

Paulo Celso Budri Freire

Os seres humanos criaram inúmeras linguagens e sistemas de escrita que permitiram expandir o conhecimento coletivo por um período de milhares de anos. Grande parte do conhecimento utilizado atualmente se origina de observações realizadas há milhares de anos, mas que foram registradas por sistemas de escrita, permitindo que esse conhecimento fosse preservado e transmitido. Este conhecimento humano obteve grandes avanços a partir do final do século XX devido à introdução e disseminação dos computadores digitais como ferramentas de trabalho. Os avanços tecnológicos têm atingido e expandido diversas áreas do conhecimento humano, com destaque especial na área da saúde. Tal fato ocorre devido à facilidade de se obter e analisar informações com maior rapidez e precisão, o que aprimora a qualidade e a segurança dos serviços de saúde de forma revolucionária. Utilizar esta tecnologia da informação na área da saúde já é uma realidade, e responsável por grandes avanços na medicina e nas áreas correlatas.

Enquanto a capacidade de armazenamento, análise e processamento das informações pelos computadores crescem em um ritmo exponencial, a capacidade do cérebro humano ainda apresenta suas limitações biológicas evolucionárias. A sobrecarga de informações que hoje se apresenta não é um conceito novo. Muito antes do futurista, Alvin Toffler, descrever em seu *best-seller* [1], diversos filósofos e cientistas já observaram a humanidade se afogando em ondas de dados cada vez maiores. O filósofo romano Sêneca, nascido em 4 a.c. escreveu "Qual é o sentido de ter inúmeros livros e bibliotecas cujos títulos o proprietário mal podia ler durante toda a sua vida?".

Neste início de século XXI, a Internet apresenta diariamente enormes *tsunamis* de informações[2], pesquisadores da Universidade da Califórnia em San Diego calcularam que os americanos consumiram 3,6 *zettabytes* de informação apenas em 2018. Um *zettabyte* é um sextilhão de bytes (10^{21}). Se você calcular que o livro "Guerra e Paz" de Tolstoi ocupa dois *megabytes* (10^{6}) de memória, um *zettabyte* equivaleria a uma pilha de cópias de "Guerra e Paz" que se estendem por 75,6 bilhões de quilômetros no espaço[3]. Para 2021, a expectativa é que esse volume seja correspondente a 19,5 *zettabytes* ao ano. Se a Internet possui um trilhão de páginas de informações e está crescendo constantemente, o mundo se tornou grande demais para ser conhecido. E estas são as preocupações dos profissionais da saúde: as instituições não estão preparadas para lidar com todo esse conhecimento. Além disso, não existem filtros capazes de revelar o conjunto completo de conhecimentos necessários. Também há muito conteúdo ruim que precisa ser filtrado[4].

Existem tantos fatos à disposição que se perdeu a capacidade de tirar conclusões, porque sempre existem outros fatos que apoiam outras interpretações. Nesse pântano, a verdade pode ser obscurecida ou perdida completamente. O que tudo isso significa é que há informações demais para um homem ou mulher conhecer e processar. Informação e conhecimento são conceitos diferentes. Em grande parte das vezes, se tem acesso a um enorme volume de informações. A informação é pontual e tem vida curta em nossa memória. É usado em um momento específico (isso quando ela é válida) e depois se esquece. É como a cotação do dólar e a previsão do tempo para hoje: serve para hoje, mas não terá nenhuma utilidade prática amanhã ou daqui a um mês. No caso do conhecimento, possui um significado e propósito diferente. Sua utilidade não tem a mesma limitação temporal. Seu impacto é duradouro porque é passível de aplicação. Dependendo da área, ele tem o poder de mudar a forma de pensar. Adquiri-lo, permite gerar conclusões sobre o significado dos objetos, processos, interações e informações.

Neste contexto apresentado, é fundamental o apoio de ferramentas para que este conhecimento consiga ser utilizado de forma eficiente e eficaz. Uma das mais promissoras abordagens está no emprego de IA. Como já citado anteriormente, trata-se de um ramo da ciência da computação, dedicado à construção de máquinas inteligentes capazes de executarem tarefas que normalmente exigem inteligência humana. Trata-se de uma ciência interdisciplinar com múltiplas abordagens, onde os avanços no aprendizado de máquina (*machine learning*) e no aprendizado profundo (*deep learning*) estão criando uma mudança de paradigma em praticamente todas as áreas do conhecimento humano(5)(6). Menos de uma década depois de decifrar a criptografia da máquina nazista Enigma e ajudar as Forças Aliadas a vencerem a Segunda Guerra Mundial, o matemático Alan Turing fez uma pergunta simples: "As máquinas podem pensar?". O artigo de Turing(7) e seu subsequente "teste de Turing", estabeleceram o objetivo e a visão da IA.

Patrick Winston, professor do MIT, define IA como "algoritmos habilitados por restrições, expostos por representações que apoiam modelos direcionados a *loops* que unem pensamento, percepção e ação"(8). Resumindo, na IA são utilizados algoritmos, heurísticas, correspondência de padrões, regras, aprendizado profundo e computação cognitiva para aproximar conclusões sem a contribuição humana direta. Dessa forma, os pesquisadores podem enfrentar problemas complexos que seriam difíceis - ou quase impossíveis - para os seres humanos resolverem. IA geralmente se enquadra em duas categorias:

- ***Narrow AI***: algumas vezes chamada de "IA fraca", esse tipo de inteligência artificial opera dentro de um contexto limitado e é uma simulação da inteligência humana. Está frequentemente focada em executar uma única tarefa extremamente bem e, embora essas máquinas possam parecer inteligentes, elas estão operando sob muito mais restrições e limitações do que a inteligência humana mais básica.

- ***Artificial General Intelligence* (AGI)**: às vezes chamada de "IA forte", é o tipo de inteligência artificial que são exibidos nos filmes, como os robôs da série *Westworld* ou os exemplos de *Star Trek: The Next Generation*. AGI é uma máquina com inteligência geral que pode ser aplicada para resolver qualquer problema. Ainda não existem produtos no mundo real, porém já existem empresas dedicadas ao desenvolvimento deste tipo de IA.

A ***Narrow AI*** está ao nosso redor e é a mais bem-sucedida até o momento. Como seu foco está na realização de tarefas específicas, experimentou inúmeras inovações nas últimas décadas que tiveram impacto direto nos benefícios sociais significativos e contribuíram para a vitalidade econômica da nação, de acordo com o relatório de 2016 divulgado pelo governo norte americano[9]. Grande parte da ***Narrow AI*** é alimentada por avanços no aprendizado de máquina e no aprendizado profundo. Exemplos de utilização da *Narrow AI* podem ser observados nos:

- Assistentes inteligentes como Siri e Alexa.

- Robôs de fabricação e drones.

- Robôs-consultores para negociação de ações.
- Filtros de spam no *email*.
- Ferramentas de monitoramento de mídia social.
- Recomendações de músicas ou programas de TV do Spotify e Netflix.
- Carros autônomos (Tesla).
- *Bots* de conversação para *marketing* e atendimento ao cliente.
- Ferramentas de mapeamento e previsão de doenças.
- Recomendações de tratamento de saúde personalizadas e otimizadas.
- Software de reconhecimento de imagem.

O uso da IA na medicina remota a 1972 com um sistema protótipo usado no tratamento de infecções no sangue realizado na Universidade de Stanford[10]. As pesquisas iniciais sobre IA continuaram em grande parte das instituições americanas, incluindo MIT, Pittsburgh e Rutgers. Nos anos 80, Stanford continuou seu trabalho de IA médica com o projeto: "Computador Experimental Médico"[11]. Embora a IA tenha sido apontada como "a próxima grande novidade" por décadas, usos práticos generalizados só começaram a aparecer no século XXI. Antes do uso generalizado da IA na medicina, os modelos preditivos na área da saúde só podiam considerar variáveis limitadas com dados de saúde bem limpos.

IA pode identificar relacionamentos significativos nos dados brutos e pode ser usado para apoiar: diagnóstico, tratamento e previsão de resultados em diversas situações médicas, incluindo desenvolvimento de medicamentos, monitoramento de pacientes e planos de tratamentos personalizados. Técnicas, como redes neurais, usam várias camadas de unidades de processamento não lineares para «ensinar» a si mesmo como entender os dados, classificando o registro ou fazendo previsões. IA pode sintetizar dados de registro eletrônico de saúde (PEP) e dados não estruturados para fazer previsões sobre a saúde do paciente, por exemplo. IA atraiu mais de US$ 17 bilhões em investimentos desde 2009 e o mercado de IA na saúde deve chegar a US$ 6,6 bilhões em 2021(12).

Os pesquisadores da área de saúde têm buscado inovar cada vez mais rápido(13), e mesmo assim, não conseguem dar conta dos dados que também aumentam rapidamente com taxa de crescimento anual de 36% até 2025(14). Este *big data* oferece a promessa de novos *insights* e acelera descobertas. Ironicamente, embora mais dados estejam disponíveis, apenas uma fração está sendo integrada, entendida e analisada. O desafio está em aproveitar esses grandes volumes de dados, integrar os dados de centenas de fontes e entender seus vários formatos. Essas novas tecnologias prometem enfrentar esse desafio, porque as soluções cognitivas são projetadas especificamente para integrar e analisar grandes conjuntos de dados. Uma aplicação de IA pode entender diferentes tipos de dados, como valores de laboratório em um banco de dados estruturado, ou mesmo, um texto em uma publicação científica ou PEP. A seguir são listadas algumas razões do uso da IA na medicina(15):

1. **Manter-se a par das montanhas de dados.** IA pode entender a enorme quantidade de dados clínicos, genômicos e determinantes sociais dos dados de saúde, para encontrar a melhor conduta para cada paciente. Com as tecnologias de IA, os pesquisadores podem encontrar informações na literatura médica não estruturada para apoiar hipóteses, ajudando na descoberta de novos *insights*. IA pode ler um conjunto completo de literatura médica, como o *Medline*, e identificar os documentos que estão semanticamente relacionados a qualquer combinação de conceitos médicos. IA pode ser utilizado para analisar artigos científicos e encontrar novas conexões para o desenvolvimento de medicamentos. Na genômica, IA pode extrair dados não estruturados da literatura revisada por pares

para aumentar continuamente sua base de conhecimento. Ela pode fornecer informações e conteúdo clínico atualizado com base nas opções terapêuticas aprovadas mais recentes, incluindo opções de imunoterapia, diretrizes profissionais, opções de ensaios clínicos baseados em biomarcadores, bancos de dados genômicos e publicações relevantes.

2. **Fornecer relevância contextual.** IA pode capacitar os médicos a "verem" de maneira abrangente o paciente, podendo interpretar rapidamente bilhões de dados de texto e imagem, e identificar informações contextualmente relevantes. Cerca de 80% dos dados de assistência médica não são estruturados e IA pode ler e entender estes dados. A capacidade da IA de processar a linguagem natural permite ler o texto clínico de qualquer fonte e identificar, categorizar e codificar conceitos médicos e sociais.

3. **Melhorar a confiabilidade clínica.** Pode ajudar os médicos a reconhecerem, de forma confiável, as soluções médicas, agregando e exibindo informações que, de outra forma, poderiam ser facilmente ignoradas, e que se perderiam dentro volume de informações. IA pode identificar uma medida de similaridade clínica entre os pacientes. Isso permite que os pesquisadores criem coortes dinâmicas de pacientes, em vez de coortes estáticas. Também permite entender qual o caminho do atendimento que funciona melhor para um determinado grupo de pacientes. IA pode pesquisar e interpretar rapidamente bilhões de pontos de dados (texto e imagem) do registro médico eletrônico do paciente. Isso pode ser realizado usando outros casos semelhantes de pacientes e nas pesquisas médicas mais atualizadas.

4. **Ajudar os médicos a se comunicarem objetivamente.** Pode ajudar analisando dados estruturados e não estruturados de pacientes e apresentando *insights* para consideração dos médicos. Os médicos se beneficiam de ter mais tempo e dados concisos para tomarem melhores decisões para os pacientes.

5. **Reduzir erros relacionados à fadiga humana.** O erro humano é comum e a fadiga humana pode causar erros. As ferramentas de IA não sofrem fadiga, distrações ou humor. Elas podem processar grandes quantidades de dados a uma velocidade incrível e superar o desempenho humano em termos de precisão.

6. **Diminuir as taxas de mortalidade.** IA pode ajudar a reduzir as taxas de mortalidade priorizando pacientes com necessidades mais urgentes, diagnosticando as doenças com mais rapidez e precisão, e recomendando tratamentos mais rápidos e individualizados.

7. **Diminuir os custos da saúde.** IA tem potencial para melhorar os resultados em 30 a 40% e reduzir o custo do tratamento em até 50%[12]. Além disso, o desenvolvimento de novas drogas e as vacinas são demoradas e caras. IA pode processar e analisar milhões de resultados de exames laboratoriais em busca de conhecimento.

8. **Identificar as doenças mais rapidamente.** IA pode detectar sinais de doença de maneira mais rápida e precisa em imagens médicas, como ressonância magnética, tomografia computadorizada, ultrassom e raio-X[16]. Ela permitirá que as próximas gerações de ferramentas de radiologia (*next generation of radiology tools*) sejam precisas e detalhadas o suficiente para substituir a necessidade de amostras de tecido (biópsias) em alguns casos[17]. No campo emergente da assistência, os assistentes virtuais de enfermagem monitoram os pacientes e a análise de *big data* ajuda a criar uma experiência mais personalizada[16]. Em 2016, a IA conseguiu fazer referência cruzada de 20 milhões de registros oncológicos de forma rápida e correta, e diagnosticar uma condição rara de leucemia em um paciente[18]. O êxito nessa busca permite que os médicos desenvolvam uma compreensão mais precisa de como os tumores se comportam como um todo, em vez de basearem as decisões de tratamento nas propriedades de uma pequena biópsia. Os médicos também serão capazes de definir melhor a agressividade dos tumores e direcionar os tratamentos de maneira mais apropriada. IA está ajudando a habilitar "biópsias virtuais" e a avançar no

campo inovador da radiômica, que utiliza algoritmos baseados em imagens para caracterizar os fenótipos e propriedades genéticas do câncer[19].

9. **Aumentar o envolvimento médico/paciente.** Os médicos gastam mais tempo com entrada de dados e trabalho de digitação do que com os pacientes[20]. Às vezes, de costas para os pacientes, eles se sentam na frente da tela do computador, digitando e clicando. Alguns podem tentar manter conversas com seus pacientes enquanto inserem os dados. Mas é difícil. A tecnologia atrapalhou o vínculo médico-paciente. Os PEPs desempenharam um papel fundamental na jornada do setor de saúde em direção à digitalização, mas a mudança trouxe inúmeros problemas associados à sobrecarga cognitiva, documentação interminável e esgotamento do usuário. Os desenvolvedores de PEP agora estão usando IA para criarem interfaces mais intuitivas e automatizar alguns dos processos de rotina que consomem tanto tempo do usuário. O Processamento de Linguagem Natural (PNL) pode ajudar no processo de documentação clínica. IA pode automatizar a papelada e liberar o tempo do médico para atender os pacientes[19].

10. **Ampliar o acesso aos cuidados.** A falta de profissionais de saúde treinados, incluindo técnicos de ultrassom e radiologistas, pode limitar significativamente o acesso aos cuidados que salvam vidas nos países em desenvolvimento em todo o mundo. IA pode ajudar a mitigar os impactos desse déficit severo da equipe clínica qualificada, assumindo algumas das tarefas de diagnóstico normalmente atribuído aos seres humanos. Por exemplo, as ferramentas de imagem de IA podem rastrear radiografias de tórax quanto aos sinais de tuberculose, geralmente atingindo um nível de precisão comparável ao dos humanos. Esse recurso pode ser implantado por meio de um aplicativo disponível em áreas com poucos recursos, reduzindo a necessidade de um radiologista treinado no local[19].

11. **Conter os riscos de resistência antibiótica.** A resistência aos antibióticos é uma ameaça crescente para as populações em todo

o mundo, pois o uso excessivo dessas drogas importantes promove a evolução das superbactérias que não respondem mais aos tratamentos rotineiros. Organismos resistentes às múltiplas drogas podem causar estragos no ambiente hospitalar e ceifar milhares de vidas todos os anos. Apenas um tipo de bactéria (*C. difficile*) é responsável por aproximadamente US$ 5 bilhões em custos anuais para o sistema de saúde dos EUA e ceifa mais de 30.000 vidas. A análise dos dados do prontuário eletrônico de saúde pode ajudar a identificar padrões de infecção e destacar os pacientes em risco antes que eles comecem a apresentar sintomas. As ferramentas de IA podem impulsionar essas análises e melhorar sua precisão, além de criar alertas mais rápidos e precisos para os profissionais de saúde.

12. **Criar imagens mais precisas para o patologista.** Setenta por cento de todas as decisões na área da saúde são baseadas em resultados de exames. Em torno de 75% de todos os dados em um PEP são registros de resultados de exames patológicos. Portanto, quanto mais precisos melhor será para o paciente. É isso que a patologia digital tem a oportunidade de oferecer. IA pode analisar e realçar um nível extremamente grande de *pixels* em imagens digitais que ajude os especialistas a identificarem nuance que escapam do olho humano. É possível fazer um trabalho melhor para avaliar se um câncer progride rápido ou lentamente e como isso pode mudar a maneira como os pacientes serão tratados com base em um algoritmo, em vez do estadiamento clínico ou grau histopatológico.

13. **Trazer inteligência aos dispositivos e equipamentos médicos.** No ambiente médico, os equipamentos são críticos para monitorar pacientes na UTI ou mesmo em *homecare*. O uso de IA pode melhorar a capacidade de identificar a deterioração da saúde do paciente, sugerir que uma sepse está ocorrendo ou detectar precocemente as complicações, podendo melhorar significativamente os resultados e reduzir os custos relacionados às doenças adquiridas nos hospitais. A inserção de algoritmos inteligentes nesses dispositivos pode

reduzir os encargos cognitivos para os médicos, garantindo que os pacientes recebam atendimento o mais rápido possível.

14. **Otimizar o uso da imunoterapia para tratamento do câncer.** A imunoterapia é uma das vias mais promissoras para o tratamento do câncer, ao usar o próprio sistema imunológico do corpo para combater as doenças malignas. No entanto, apenas um pequeno número de pacientes responde às opções atuais de imunoterapia, e os oncologistas ainda não possuem um método preciso e confiável para identificar quais pacientes se beneficiará dessa opção. Os algoritmos de aprendizado de máquina e sua capacidade de sintetizar conjuntos de dados altamente complexos, podem trazer novas opções de terapias, combinadas à composição genética exclusiva de um paciente.

15. **Tornar o registro eletrônico do paciente em um avaliador confiável de riscos.** Extrair e analisar as informações dos PEPs de maneira precisa, oportuna e confiável tem sido um desafio contínuo para pesquisadores e desenvolvedores. Problemas de qualidade e integridade dos dados, além de uma confusão de formatos, entradas estruturadas e não estruturadas, além de registros incompletos tornaram difícil entender exatamente como realizar a estratificação de risco confiável para promover uma correta análise preditiva e suporte às decisões clínicas. Têm sido produzidas diversas ferramentas de pontuação e estratificação de riscos, empregando técnicas de *deep learning* para identificar novas conexões entre conjuntos de dados aparentemente não relacionados.

16. **Monitorar a saúde por meio de dispositivos pessoais vestíveis.** Existem diversos dispositivos com sensores que podem coletar dados valiosos sobre a saúde do usuário. De *smartphones* com rastreadores de passos aos dispositivos vestíveis (*wearable*) que podem monitorar o batimento cardíaco, onde esses dados são gerados de forma contínua. Coletar e analisar esses dados e complementá-los com informações fornecidas pelo paciente por meio de aplicativos e outros dispositivos de monitoramento doméstico podem oferecer

uma perspectiva única da saúde individual. IA desempenhará um papel significativo na extração de *insights* desse grande e variado conjunto de dados.

17. **Utilizar *smartphone* como ferramenta para apoio ao diagnóstico.** As imagens tiradas de *smartphones* serão um complemento importante de informações com qualidade clínica especialmente para populações de baixa renda. A qualidade das câmeras de celular aumenta a cada ano e produz imagens de definição adequada para análise nas áreas de dermatologia e oftalmologia. Pesquisadores no Reino Unido desenvolveram uma ferramenta que identifica doenças do desenvolvimento infantil apena analisando as imagens do rosto de uma criança. O algoritmo pode detectar sinais discretos, como a linha da mandíbula, posicionamento dos olhos e nariz e outros atributos que podem indicar uma anormalidade craniofacial. Atualmente, a ferramenta pode combinar as imagens comuns com mais de 90 distúrbios para fornecer suporte à decisão clínica. O uso de *smartphones* para coletar imagens de olhos, lesões na pele, feridas e infecções, já ajuda a lidar com a escassez de especialistas e reduzir o tempo de diagnóstico de certas doenças. Quase todos os principais *players* do setor começaram a incorporar algoritmos baseados em IA em seus sistemas.

18. **Aprimorar a decisão clínica.** Utilizar ferramentas de análise preditiva e suporte às decisões clínicas, que promovam a identificação precoce de problemas muito antes de reconhecerem a necessidade de agir. IA pode fornecer avisos prévios para condições como convulsões ou sepse, que geralmente exigem análise intensiva de conjuntos de dados altamente complexos. IA ajudar a apoiar decisões sobre a continuidade ou não do atendimento dos pacientes gravemente enfermos, como aqueles que entraram em coma após uma parada cardíaca.

IA pode analisar grandes quantidades de dados e transformar essas informações em ferramentas funcionais que podem ajudar médicos e pacientes. O aumento da integração da IA nas aplicações médicas diárias pode melhorar a eficiência dos tratamentos e reduzir os custos de várias maneiras. A seguir são listados exemplos de uso prático na área de medicina[21][22][23][24][25]:

- Ferramenta retrospectiva de revisão de dados ativada por IA que destaca diagnósticos primários e achados incidentais. O que pode ajudar a limitar a necessidade de testar novamente os pacientes.

- Combinação da experiência dos oncologistas no tratamento do câncer com a velocidade do processamento de dados para ajudar os médicos ao considerarem tratamentos de câncer individualizados para seus pacientes.

- Permite que os laboratórios de patologia molecular acelerem seus programas de oncologia de precisão para atender às necessidades crescentes e existentes de atendimento personalizado ao câncer.

- Revela conexões e relacionamentos entre genes, medicamentos, doenças e outras entidades, analisando vários conjuntos de conhecimentos das ciências da vida. Na imuno-oncologia acelera as pesquisas de novas drogas.

- Ajuda os médicos a encontrar rapidamente uma lista de ensaios clínicos para um paciente elegível e auxilia os coordenadores de ensaios clínicos a encontrar pacientes qualificados.

- Colabora com as organizações no desbloqueio de informações de vários sistemas e prestadores de cuidados, enquanto automatiza os fluxos de trabalho de gerenciamento de atendimento para atender às demandas das populações em crescimento.

- Ferramenta de IA treinada por radiologistas pode extrair informações do paciente do prontuário eletrônico e projetá-las por meio de um resumo de visualização única em sincronia com o PACS (sistema de comunicação e arquivamento de imagens).

REFERÊNCIAS

1. Toffler A. Future shock, Random House Ed., 1970.
2. Mayforth H. A Tsunami of Knowledge. [Internet]. [cited 2020 June 19]. Available from: https://www. kornferry.com/insights/articles/35-a-tsunami-of-knowledge
3. Weinberger D. The cluetrain manifesto, Berkman Center for Internet & Society, Harvard, Ed. Basic Book, 224 Pp., 2000.
4. Weinberg. D. Too Big to Know: Rethinking Knowledge Now That the Facts Aren't the Facts, Experts Are Everywhere, and the Smartest Person in the Room Is the Room, Ed. Basic Book, 231 Pp., 2014.
5. Builtin. Artificial Intelligence: what is AI? How does AI work? [Internet]. [cited 2020 June 19]. Available from: https://builtin.com/artificial-intelligence
6. AISB, What is AI? The Society for the study of Artificial Intelligence and Simulation of Behaviour, September, 2014. [Internet]. [cited 2020 June 19]. Available from: https://aisb.org.uk/what-is-ai/
7. Turing AM, I. *Computing Machinery and Inteligence*. Mind, Volume LIX, Issue 236, October, Pages 433–460, 1950.
8. Achin J. DataRobot CEO. *Japan AI Experience in 2017*, [Internet]. [cited 2020 June 19]. Available from: https://www.youtube.com/watch?v=ZChA63CpX5o
9. Thomas M. 15 Examples of machine learning in healthcare that are revolutionizing medicine. July, 2019. [Internet]. [cited 2020 June 19]. Available from: https://builtin.com/artificial-intelligence/machine-learning-healthcare
10. IBM. Artificial intelligence in medicine. [Internet]. [cited 2020 June 03]. Available from: https://www.ibm.com/watson-health/learn/artificial-intelligence-medicine
11. SUMEX-AIM. [Internet]. [cited 2020 June 03]. Available from: https://exhibits.stanford.edu/feigenbaum/catalog/fb827dx0405
12. Frost & Sullivan. From $600 M to $6 Billion, Artificial Intelligence Systems Poised for Dramatic Market Expansion in Healthcare. 2016. [Internet]. [cited 2020 June 03]. Available from: https://ww2.frost.com/news/press-releases/600-m-6-billion-artificial-intelligence-systems-poised-dramatic-market-expansion-healthcare/
13. Chen Y, Argentinis E, Weber G. IBM Watson: How Cognitive Computing Can Be Applied to *Big data* Challenges in Life Sciences Research. Clinical Therapeutics, Volume 38, n. 4, 2016.
14. Kent J. *Big data* to See Explosive Growth, Challenging Healthcare Organizations. [Internet]. [cited 2020 June 03]. Available from: https://healthitanalytics.com/news/big-data-to-see-explosive-growth-challenging-healthcare-organizations
15. Bresnick J. Top 12 Ways Artificial Intelligence Will Impact Healthcare, 2018. [Internet]. [cited 2020 June 03]. Available from: https://healthitanalytics.com/ news/top-12-ways-artificial-intelligence-will-impact-healthcare

16. Thomas M. The future of artificial intelligence. [Internet]. [cited 2020 June 09]. Available from: https://builtin.com/artificial-intelligence/artificial-intelligence-future

17. Bresnick J. AI for Imaging Analytics Intrigues healthcare. [Internet]. [cited 2020 June 09]. Available from: https://healthitanalytics.com/ news/ai-for-imaging-analytics-intrigues-healthcare-orgs-yet-starts-slow

18. IBM. Solutions for smarter health [Internet]. [cited 2020 June 09]. Available from: https://www.ibm.com/watson-health

19. Bresnick J. What to expect from *big data*, healthcare analytics at HIMSS14 [Internet]. [cited 2020 June 09]. Available from: https://healthitanalytics. com/news/what-to-expect-from-big-data-healthcare-analytics-at-himss14

20. Freiherr G. How Artificial Intelligence Might Personalize Healthcare. Jan 23, 2020. [Internet]. [cited 2020 June 09]. Available from: https://www.siemens-healthineers.com/news/mso-column-ai-personalizing-healthcare.html

21. IBM. Imaging clinical review. [Internet]. [cited 2020 June 09]. Available from: https://www.ibm.com/watson-health/solutions/enterprise-imaging

22. IBM. Watson for oncology. [Internet]. [cited 2020 June 09]. Available from: https://www.ibm.com/watson-health/oncology-and-genomics

23. IBM Watson Drug Discovery. [Internet]. [cited 2020 June 09]. Available from: https://www.ibm.com/blogs/watson-health/ibm-and-pfizer-to-accelerate-immuno-oncology-research-with-watson-for-drug-discovery/

24. IBM. Clinical trial matching. [Internet]. [cited 2020 June 09]. Available from: https://www.ibm.com/watson-health/solutions/life-sciences-technology

25. IBM Watson Care Manager. [Internet]. [cited 2020 June 09]. Available from: https://www.ibm.com/watson-health/solutions/payer

CAPÍTULO 6

Sistema de auxílio ao diagnóstico baseado em imagens

Fabio Augusto Faria
Fabio Augusto Menocci Cappabianco
Gustavo Carneiro

Os sistemas de apoio a diagnósticos (do inglês, *Computer-aided Diagnoses* - CAD) têm atraído olhares de pesquisadores ao redor do mundo devido ao sucesso obtido no auxílio aos especialistas da área da saúde para interpretação, análise, identificação e tratamentos de inúmeras doenças existentes. Esses sistemas podem ser processos, modelos ou ferramentas computacionais que assistem os especialistas por meio do uso de técnicas computacionais para banco de dados, processamento de imagens, visão computacional e IA aplicadas a diferentes modalidades de dados tais como: imagens, sinais, vídeos e documentos textuais.

Na literatura, alguns sistemas CAD têm conseguido precisão igual ou superior aos especialistas no tratamento de algumas doenças como câncer de mama, retinopatia diabética e melanoma. Este capítulo visa mostrar alguns desses sistemas CAD aplicados a diferentes modalidades de imagens médicas (raio-X, ressonância magnética, tomografia computadorizada, etc.) e algumas doenças existentes na literatura (câncer de mama, câncer pulmão, glaucoma entre outros). Além disso, são apresentados alguns sistemas CAD bem sucedidos na literatura, como também, seus valores de eficácias já alcançados na aplicação alvo.

Sistemas CAD são ferramentas desenvolvidas para o suporte e auxílio dos profissionais da área da saúde no diagnóstico e tratamento de pacientes cuja finalidade é otimizar o tratamento das informações em menor tempo para os profissionais de saúde, além de permitir decisões mais acertadas no tratamento dos pacientes(1). Essas ferramentas podem fazer uso de informações provenientes de imagens e sinais das mais variadas modalidades e protocolos de aquisição para extrair informações relevantes para o tratamento do paciente. Além de acompanhar a progressão de um tratamento administrado e trazer à atenção dos profissionais de saúde, possíveis patologias ou complicações decorrentes de doenças existentes. O uso de sistemas CAD possibilita a redução de taxa de erros cometidos por humanos, e consequentemente, a economia de recursos financeiros nos tratamentos, redução de tempo de tratamento e taxa de mortalidade; diminuição do estresse dos pacientes com relação a falsos positivos e do número de tratamentos desnecessários prescrevidos(2).

A aquisição de imagens e sinais pode ser proveniente de uma vasta gama de diferentes tecnologias. Imagens 2D, 3D e 4D (volumes adquiridos no decorrer de um período de tempo) podem ser formadas com base na emissão de ondas eletromagnéticas tais como na cintilografia, ressonância magnética nuclear, ressonância magnética funcional, tomografia computadorizada, raio-X, fotografias, laparoscopias e endoscopias; ou por ondas sonoras como no caso das imagens de ultrassom. Sinais podem ser adquiridos com base em sinais elétricos e pulsações produzidas pela fisiologia corporal.

Existem inúmeras aplicações de cada um dos tipos de imageamentos e sinais, desde um prognóstico para o mal de Alzheimer até o tratamento de tumores de próstata por meio de radioterapia(3)(4). A escolha da técnica depende da finalidade para a qual ela é feita, da informação que ela oferece, do risco e adequação ao paciente, além do custo financeiro associado. Tomografias computadorizadas, por exemplo, expõem pacientes a uma elevada dosagem de radiação e não são recomendadas para pacientes gestantes. A ressonância magnética de alta resolução (3 a 7 tesla) possui um elevado custo financeiro associado tanto ao equipamento como em sua operação e manutenção, o que restringe o seu uso, em especial em países em desenvolvimento.

Alguns desses equipamentos também não comportam pacientes com obesidade devido à largura da abertura de imageamento. Imagens de ultrassom não oferecem danos ao paciente e normalmente possuem um custo mais baixo que a ressonância e a tomografia, contudo a qualidade da imagem é inferior em questão de resolução e nível de ruídos. Além disso, é incapaz de imagear através de tecidos ósseos e do ar, sendo ineficiente para imageamento do pulmão e do cérebro. Por fim, cada equipamento gera melhor contraste para visualização de determinadas estruturas e tecidos. Enquanto as imagens de ressonância magnética possuem um contraste maior entre os tecidos moles. As tomografias deixam mais evidentes as diferenças entre tecidos duros e volumes compostos de gases tais como os pulmões.

Um sistema CAD pode ser separado em duas diferentes etapas: treinamento e teste. Cada qual composta por diferentes passos(5). No caso da etapa de treinamento são cinco:

a. Aquisição dos dados: está relacionada com a criação da base de dados por meio da utilização de equipamentos de aquisição de dados (raio-X, tomografia e ultrassom);

b. Pré-processamento: geralmente a base de dados criada não está pronta para ser utilizada na etapa de reconhecimento de padrões. Assim, o emprego de diferentes técnicas de pré-processamento precisam ser aplicadas tais como filtragem, melhoramento, estruturação, extração de características e anotação dos dados que servirão de entrada para métodos de ML;

c. Reconhecimento de padrões: com os dados em formato mais adequado para uso, se inicia a busca por padrões por meio do uso de diferentes técnicas de ML baseado em modelos matemáticos e estatísticos;

d. Pós-processamento: passo da análise dos resultados obtidos pelas técnicas empregadas anteriormente. São criados diversos tipos de tabelas e gráficos, além do emprego de técnicas de visualização de informação e conhecimento;

e. Análise do especialista: em posse desses resultados em forma de tabelas e gráficos, o especialista verifica se o resultado encontrado é relevante ou não para a aplicação alvo. Caso os resultados sejam não satisfatórios ou precisarem de refinamentos, os passos anteriores podem ser modificados e refeitos.

Etapa de teste:

a. Aquisição dos dados: um novo dado nunca visto em etapa de treinamento é utilizado;

b. Pré-processamento: exatamente as mesmas técnicas serão aplicadas aos dados para mantê-los no mesmo formato e domínio;

c. Modelo aprendido: uso do melhor modelo encontrado durante etapa de treinamento no dado estruturado e melhorado;

d. Resultados: apresentação dos resultados da tarefa alvo (classificação, detecção e segmentação);

e. Diagnóstico: especialista utiliza-se dos resultados obtidos para auxílio a tomadas de decisões.

A Figura 6.1 mostra um diagrama de funcionamento de um sistema genérico CAD.

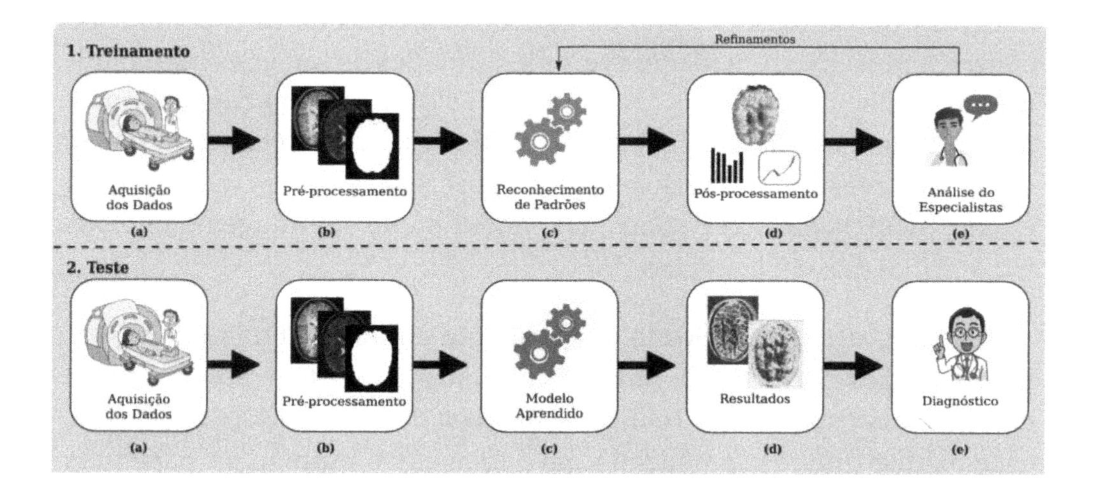

Figura 6.1: Diagrama de funcionamento de um sistema CAD.

Desde o advento e utilização do microscópio em meados do século XVII para a observação de pequenas estruturas e células humanas[6], uma variedade de aparatos e modalidades de imagens foram propostas para aprimorar a visualização do corpo humano e até mesmo permitir a observação de tecidos e órgãos internos. Essas imagens abriram portas para o desenvolvimento da área com a utilização de computadores digitais, na criação de sistemas CAD para auxiliar no entendimento, processamento e análise dos dados.

Não existe uma modalidade médica que seja útil para todos os tipos de exames e partes do corpo humano. Cada uma se distingue para propósitos específicos. Por exemplo, existem imagens que são utilizadas para visualizar a anatomia em duas ou três dimensões como: raio-X (RX), a ressonância magnética (RM), o ultrassom (US) e a tomografia computadorizada (TC). Outra categoria de modalidades de imagens tem como objetivo descrever a fisiologia de órgãos e tecidos, dentre as quais podemos citar as imagens de cintilografia e ressonância magnética funcional (RMf)[7]. Mesmo entre modalidades de mesma categoria, sua utilidade e riscos variam de acordo com a natureza da radiação, tempo de aquisição e tipos de tecidos que são contrastados. Existem incontáveis modalidades de imagens que comumente recebem nomenclaturas diferentes com base na região anatômica para a qual são aplicadas. Não é objetivo de o capítulo enumerar, nem descrever cada uma delas, e sim, descrever os princípios básicos e as principais características das modalidades de imagens médicas mais utilizadas em sistemas CAD.

Radiografia (RX): Desde a descoberta da possibilidade de visualizar os ossos por meio da radiação de raios-X, a radiografia ainda é o exame mais comumente realizado na área de saúde. Além dos ossos, esse exame também é aplicado para imagear o pulmão de pacientes na identificação de doenças respiratórias, tendo em vista a variação de contraste de regiões que contêm tecidos duros, moles ou apenas ar. Entretanto, não é muito útil para diferenciar tecidos moles. A radiografia é uma radiação de efeitos danosos devido à alta energia da radiação emitida sobre o paciente, o que limita sua utilização. Existem outras modalidades de imagens baseadas em raios-X como a fluoroscopia e as imagens MV e kV de radioterapia.

Tomografia Computadorizada (TC): A tomografia computadorizada utiliza o mesmo tipo de radiação da radiografia, mas produz imagens em três dimensões, possibilitando visualizar uma região de interesse de posições diferentes. A imagem 3D é gerada por algoritmos matemáticos que reconstroem o volume com base em imagens de raio-X variando o ângulo de projeção ao redor do paciente.

Tomografias reconstruídas permitem observar um contraste muito superior ao das radiografias e são utilizados em tarefas como o planejamento de radioterapia, procedimentos cirúrgicos e identificação de acidentes vasculares cerebrais. Essa modalidade, porém administra uma dose ainda maior de radiação, sendo inapropriadas para gestantes.

Medicina Nuclear (MN): A imageamento de medicina nuclear, cintilografia ou gamagrafia possui como princípio injetar substâncias que são emissoras de radiação gama no corpo do paciente conhecidas como "radiotraçador". Posteriormente, essa radiação é detectada por câmeras de raio gama. Além de injetadas, as substâncias também podem ser ingeridas. Por não se tratarem de algum tipo de corante ou remédio, não se conhecem efeitos colaterais, uma vez que a radiação possui um nível muito baixo. Imagem de TC por Emissão de Fóton Único (SPECT do inglês, *single photon emission computed tomography*) é um tipo de imageamento de medicina nuclear 3D para avaliação da fisiologia dos pacientes. A imagem de Tomografia por Emissão de Pósitrons (PET do inglês, *positron emission tomography*) é outra modalidade de imagem 3D formada não por radiação gama, mas pela emissão de pósitrons. Ela é mais usada na análise de perfusão sanguínea e exames oncológicos.

Ultrassonografia (US): A ultrassonografia está no *hall* das modalidades seguras de imageamento. Elas não emitem radiações nocivas para o corpo do paciente. O processo de aquisição é pela emissão de ondas sonoras sobre alguma região do corpo, e posterior, detecção da interação das ondas com os diversos tipos de tecidos. As diferentes interseções são mapeadas em níveis de intensidade diferentes de uma imagem, possibilitando a visualização de estruturas internas. Evidentemente, a ultrassonografia possui um nível de ruído maior que das outras imagens e é limitado por não conseguir penetrar em tecidos duros, tais como os ossos, impedindo sua utilização para imagens intracraneanas ou para algumas cavidades com ar, como os pulmões. Entretanto, é muito aplicada para observar órgãos abdominais, músculos, mama, articulações e fetos em desenvolvimento. Se utilizada com o efeito Doppler, a ultrassonografia permite a análise do fluxo sanguíneo de uma região imageada.

Ressonância Magnética (RM): A ressonância magnética nuclear gera um tipo de imagem em níveis de cinza mapeados a partir do tempo de relaxamento dos núcleos de átomos, em especial dos de hidrogênio, ao sofrerem ação de um pulso de uma onda de rádio frequência que possui baixa energia. Apesar de ser um processo inerentemente planar, as imagens de ressonância magnética podem ser tridimensionais por se reconstruir diferentes projeções de planos com ângulos diferentes em torno do paciente. Ao se avaliar a variação do fluxo sanguíneo no cérebro humano decorrente de alguma tarefa ou em estado de repouso, é possível gerar imagens de ressonância magnética funcional que refletem a fisiologia de regiões cerebrais. A ressonância magnética é uma excelente alternativa para visualizar regiões de tecidos moles com densidades e tecidos diferentes, muitas vezes com resolução e contraste superiores aos da tomografia computadorizada. Com exceção da administração de substâncias para gerar maior contraste em fluídos e o desconforto do tempo de imageamento com ruídos altos, não se conhecem efeitos nocivos sobre o corpo humano pela ressonância magnética.

Fotografias (RGB): Fotografia é a modalidade mais amplamente disponível em uma diversidade de dispositivos. Elas são úteis para capturar imagens externas tais como da pele (dermatoscopia) ou de cavidades tais como os procedimentos de laparoscopia, endoscopia, colonoscopia laparoscopias entre outros.

Na Figura 6.2 estão alguns exemplos de modalidades baseadas em imagens retiradas de bases de dados e páginas conhecidas da literatura.

A seguir são apresentadas as principais modalidades de imagens que são utilizadas para tratar doenças. O objetivo não é apresentar uma descrição extensiva de como as doenças são tratadas utilizando cada modalidade. Por exemplo, para imageamentos do cérebro para diagnóstico de trombose em casos de AVC isquêmico agudo, o procedimento comum é utilizar sistemas CAD baseados em imagens de tomografia computadorizada. Entretanto, é possível reaproveitar ou, em raros casos, utilizar imagens de ressonância magnética[12]. Também não é possível descrever cada tipo de doença e seu respectivo sistema CAD. Vamos cobrir as doenças mais comuns de acordo com sua anatomia e descrever as modalidades mais utilizadas. O Quadro 6.1 contém uma lista de doenças e suas principais modalidades de imagens, classificadas de acordo com a região anatômica em que ocorre. Apesar deste capítulo não ter abordado modalidades baseadas em sinais, a modalidade eletrocardiograma (ECG) precisou ser mencionada devido sua relevâncias no tratamento de algumas doenças. O Quadro 6.2 mostra alguns dos melhores sistemas existentes na literatura para algumas tarefas e aplicações com seus respectivos resultados de eficácia.

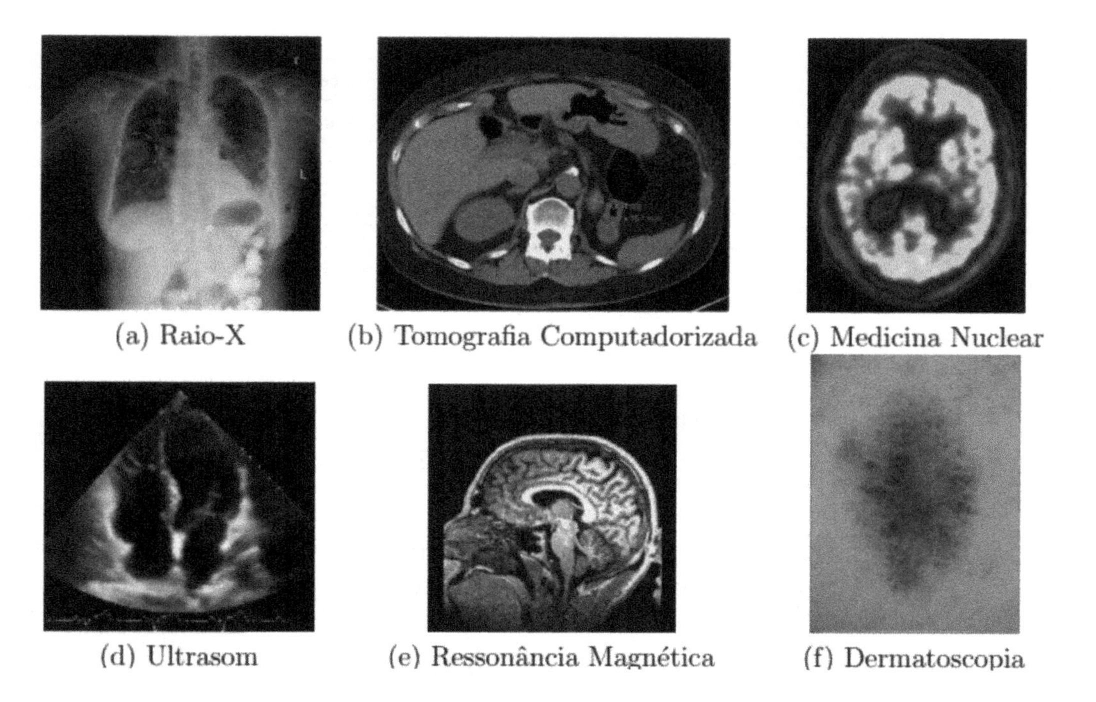

Figura 6.2: (a) ChestX-ray8 conta com mais de 100 mil imagens[8]. (b) DeepLesion dataset fornece 32 mil imagens de tomografia[9]. (c) Exemplo de imagem PET3. A base NUMDAB4 contém milhares de imagens de diferentes procedimentos moleculares. (d) EchoNet-Dynamic dataset reúne mais de 10 mil vídeos de ecocardiograma anotados[10]. (e) Coleção Oasis conta com imagens de dois mil sessões de ressonância magnética. (f) desafio ISIC disponibilizou mais de 12 mil imagens de diferentes doenças de pele[11].

Quadro 6.1: Lista das principais doenças e as respectivas modalidades de imagens mais utilizadas para o diagnóstico/tratamento separado por região anatômica (R.A.).

R.A.	Doença	Modalidade
Cérebro	Degenerativas	RM
	AVC	TC, ECG*
	Tumor	RM, TC
	Vícios	RMf
Olhos	Glaucoma, retinopatia diabética descolamento de retina	RGB
Coração	Arritmia, infarto, angina	ECG*, Ecocardiograma
	Cardiomiopatia	Raio-X, Ecocardiograma, ECG*
	Aterosclerose	Ultrassom Doppler, ECG, angiografia
Pulmão	Bronquite, asma, embolia, efisema, pneumonia	Raio-X, TC
	Câncer	Broncoscopia, cintilografia, TC
Mama	Câncer	mamografia, ultrassom
Próstata	Câncer	TC, MR
Faringe, Esôfago	Câncer, inflamações	Endoscopia, ultrassom endoscópico
Intestino	Doença de Crohn, SII	Colonoscopia
Fígado	Epatites, esquistossomose	TC
Articulações	Artrose	Raio-X, RM
Ossos	Osteoporose	Raio-X, TC
Pele	Melanoma, Queratose, Dermatofi-broma	RGB

Quadro 6.2: Melhores resultados encontrados na literatura para diferentes doenças. Área sob a Curva (AUC), Acurácia (ACC).

Tarefa e Aplicação	Valor e Medida	Artigo
Detecção de lesões em pele	AUC de 0,61–0,98	Gessert et al. [13]
Classificação de Retinopatia Diabética	AUC de 0,79	Arcadu et al. [14]
Classificação de Infarto do miocárdio	ACC de 78,0%–99,0%	Martin–Isla et al. [15]
Classificação de Alzheimer	ACC de 80,0%–98,8%	Taeho et al. [16]

Classificação de Câncer de Pulmão	ACC de 87,4%–94,97%	Asuntha et al. [17]
Classificação de Câncer de Cólon	ACC de 99,0%	Jianget al. [18]
Segmentação da Artéria Coronária	DS de 86,2–96,7%	Chen et al. [19]
Classificação de Câncer de Fígado	AUC de 0,95	Zhen et al. [20]
Classificação de Câncer de Fígado	AUC de 0,96	Chen et al. [21]
Classificação de Câncer de Próstata	AUC de 94,4%	Wildeboer et al. [22]
Classificação de Câncer de Mama	AUC de 97,2%	Vaka et al. [23]
Detecção de Câncer de Mama	AUC de 0,86%	Qiyuan et al. [24]
Classificação de Câncer de Mama	AUC de 0,54–0,94%	Girma et al. [25]

A cada dia, os sistemas CAD estão atraindo mais olhares de empresas e pesquisadores no mundo todo, sendo aplicado para diversas doenças, conseguindo excelentes resultados em algumas tarefas, como classificação(16)(20); podendo chegar à precisão/confiança maior até mesmo que os especialistas como são os casos da retinopatia diabética, câncer de mama e melanoma(14)(15)(23). Com o surgimento das técnicas de aprendizado profundo (*deep learning*), mais especificamente as redes neurais convolucionais (do inglês, *convolutional neural networks* -- CNNs), muitas áreas de conhecimento têm se beneficiado do grande poder de representação dessas técnicas e resultados surpreendentes têm sido obtidos, principalmente aquelas que utilizam de dados visuais (imagens e vídeos).

Nos trabalhos reportados na literatura é possível observar que não há padronização no protocolo experimental, tornando injusta a comparação entre os métodos que realizam uma tarefa (classificação ou detecção) para uma determinada doença. Outro fato importante, é que os métodos testados com bases de dados maiores conseguem os melhores resultados na aplicação alvo. Além disso, a literatura mostra que os sistemas CAD já podem ser considerados ferramentas computacionais de grande valia, auxiliando os especialistas da área da saúde em suas tomadas de decisões.

REFERÊNCIAS

1. Cheng JZ et al. Computer-aided diagnosis with deep learning architecture: applications to breast lesions in us images and pulmonary nodules in CT scans. Scientific Reports, v. 6, n. 1, p. 113, 2016.
2. Yassin NI et al. Machine learning techniques for breast cancer computer aided diagnosis using different image modalities: A systematic review. Computer methods and programs in biomedicine, v. 156, p. 25-45, 2018.
3. Shakarami A et al. A cad system for diagnosing alzheimer's disease using 2d slices and an improved alexnet-svm method. Optik, p. 164237, 2020.
4. Chappelow J. Computer-assisted targeted therapy (catt) for prostate radiotherapy planning by fusion of ct and mri. In: c2010. v. 7625. p. 76252C.
5. Yanase J, Triantaphyllou E. A systematic survey of computer-aided diagnosis in medicine: Past and present developments. Expert Systems with Applications, v. 138, p. 112821, 2019.
6. Van Leeuwenhoek A. The select works of anthony van leeuwe-nhoek: containing his microscopical discoveries in many of the works of nature. translator, 1800. v. 1.
7. Farncombe T, Iniewski K. Medical imaging: Technology and applications. CRC Press, 2017.
8. Wang X et al. Chestx-ray8: Hospital-scale chest x-ray database and benchmarks on weakly-supervised classification and localization of common thorax diseases. In: c2017. p. 3462-3471.
9. Yan K et al. DeepLesion: automated mining of large-scale lesion annotations and universal lesion detection with deep learning. Journal of Medical Imaging, n. 3, p. 1-11.
10. Ouyang D et al. Video-based AI for beat-to-beat assessment of cardiac function. Nature, London, v. 580, n. 7802, p. 252-256, 2020.
11. Codella NCF et al. A. Skin lesion analysis toward melanoma detection 2018: A challenge hosted by the international skin imaging collaboration (ISIC). CoRR, v. abs/1902.03368, 2019.
12. Gerischer LM et al. Magnetic resonance imaging-based versus computed tomography-based thrombolysis in acute ische-mic stroke: comparison of safety and efficacy within a cohort study. Cerebrovascular diseases, v. 35, n. 3, p. 250-256, 2013.
13. Gessert N et al. Skin lesion classification using ensembles of multiresolution E cient-Nets with metadata. MethodsX, v. 7, p. 1-8, 2020.
14. Arcadu F. Deep learning algorithm predicts diabetic retinopathy progression in individual patients. npj Digital Medicine, v. 2, n. 1, p. 92, 2019.
15. Martin-isla C et al. Image-Based Cardiac Diagnosis With Machine Learning: A Review. Frontiers in Cardiovascular Medicine, v. 7, p. 1, 2020.

16. Jo T. Deep Learning in Alzheimer's Disease: Diagnostic Classification and Prognostic Prediction Using Neuroimaging Data. Frontiers in Aging Neuroscience, v. 11, p. 220, 2019.
17. Asuntha A, Srinivasan A. Deep learning for lung Cancer detection and classification. Multimedia Tools and Applications, v. 79, n. 11, p. 7731-7762, 2020.
18. Jiang D et al. A machine learning-based prognostic predictor for stage III colon cancer. Scientific Reports, v. 10, n. 1, p. 10333, 2020.
19. Chen C et al. Deep Learning for Cardiac Image Segmentation: A Review. Frontiers in Cardiovascular Medicine, v. 7, p. 25, 2020.
20. Zhen SH et al. Deep Learning for Accurate Diagnosis of Liver Tumor Based on Magnetic Resonance Imaging and Clinical Data. Frontiers in Oncology, v. 10, p. 680, 2020.
21. Chen M et al. Classification and mutation prediction based on histopathology H&E images in liver cancer using deep learning. npj Precision Oncology, v. 4, n. 1, p. 14, 2020.
22. Wildeboer RR et al. Artificial intelligence in multiparametric prostate cancer imaging with focus on deep-learning methods. Computer Methods and Programs in Biomedicine, v. 189, p. 105316, 2020.
23. Gessert N et al. A. Skin lesion classification using ensembles of multi-resolution E cientNets with metadata. MethodsX, v. 7, p. 100864, 2020.
24. Hu Q, Whitney HM, Giger ML. A deep learning methodology for improved breast cancer diagnosis using multiparametric MRI. Scientific Reports, v. 10, n. 1, p. 10536, 2020.
25. Debelee TG et al. Survey of deep learning in breast cancer image analysis. Evolving Systems, v. 11, n. 1, p. 143-163, 2020.

CAPÍTULO 7

Aplicações de PLN na promoção da saúde

Margarethe Born Steinberger-Elias
André Kazuo Takahata

A automação de tarefas e estratégias envolvidas na produção e recepção de textos em biomedicina e saúde é um desafio interdisciplinar para cientistas da computação e linguistas em uma subárea da IA chamada Linguística Computacional (LC) ou Processamento de Linguagem Natural (PLN). A linguagem natural é o principal meio de comunicação humana. Entende-se por "linguagem natural" aquela que é aprendida espontaneamente pelos humanos expostos a um sistema de representações simbólicas prevalentes em um ambiente cultural e conversacional. O conceito de linguagens naturais como o Português, o Espanhol ou o Inglês não se confunde com o de linguagens artificiais como Java, C++ ou Python.

Com a chegada da Internet, a necessidade de acessar e organizar o gigantesco volume de informações no campo da saúde que a *web* tornou disponíveis em linguagem natural vem motivando cada vez mais a pesquisa em PLN. Como automatizar o acesso às fontes não estruturadas de informação digital e como analisá-las e fazer a triagem dos dados que são relevantes para uma consulta? Como gerar automaticamente documentos médicos com base em linguagens estruturadas? Aplicações como extração de informação, mineração de documentos, sumarização, simplificação textual, processamento multimídia, sistemas multilíngues, sistemas de diálogo, assistentes virtuais de conversação (*chatbots*) e várias outras, vêm ganhando especificidade biomédica. Todo esse esforço de pesquisa concentra-se hoje na subárea de Processamento de Linguagem Biomédica (BioNLP – *Natural Language Processing in Biomedicine*), alimentada também pela bioinformática e pela informática médica (ou informática em saúde).

Em BioNLP, o conhecimento biomédico mobilizado para a busca de soluções é organizado a partir de registros escritos, orais e imagéticos que ficam armazenados em bases de dados. Por exemplo, na medicina clínica, unidades de atendimento à saúde fazem circular a informação sobre os pacientes por meio de textos escritos como formulários, relatórios, anotações e prontuários. Esta informação pode ser compartilhada e atualizada se os registros clínicos ficarem disponíveis eletronicamente para diferentes profissionais da saúde mediante recursos de armazenamento desenhados para este fim. Da mesma forma, registros da linguagem oral, tais como conferências e *webinars* com apresentações e debates sobre especialidades médicas são exemplos de documentos relevantes para armazenamento e recuperação. Também imagens em vídeos gravando práticas comunicativas durante processos cirúrgicos ilustram um tipo de registro imagético que é de interesse para soluções em BioNLP.

Como fontes de dados, o que os registros escritos, orais e imagéticos têm em comum é que sua funcionalidade está sujeita a processos de interpretação associados a tarefas específicas. Hoje, o processamento de diferentes tipos de documentos da área biomédica integra soluções de PLN que permitem desde a triagem de publicações científicas, a extração de informação a partir de prontuários, laudos de exames, registros da interação médico-paciente (anamnese), até a construção de dispositivos auxiliares de diagnóstico. A avaliação automática de relatórios técnicos e administrativos no campo da gestão de saúde também é outro tipo de solução implementada com métodos de PLN. Isto contribui para a economia da saúde, isto é, para melhorar a qualidade e diminuir os custos dos serviços prestados a toda a comunidade envolvida em um sistema de saúde.

O interesse por documentos biomédicos não se restringe a textos clínicos e biológicos compartilhados por profissionais e cientistas. Também os leigos interessados em questões de saúde buscam cada vez mais em *sites* de divulgação científica, *blogs* e comunidades *online* que informam sobre doenças, sintomas, tratamentos e medicamentos. Dependendo do grau de conhecimento do leitor sobre a área (*health literacy*), textos genéricos sobre tópicos de saúde poderão ser submetidos a técnicas de simplificação automática e adequação ao usuário. Há também aplicações de PLN voltadas à detecção dos comportamentos de usuários dos sistemas de saúde com base no rastreamento de mensagens em mídias sociais.

A motivação inicial para o desenvolvimento do PLN foi influenciada pelos avanços da criptografia para decifrar códigos de guerra. Com o trabalho do matemático britânico Alan Turing, durante a Segunda Guerra Mundial, nasceu o embrião de uma máquina de cálculo que, pela primeira vez, apresentou potencial para a criação de extensões inteligentes capazes de simular alguns atributos da inteligência humana. A publicação de seu artigo *"Computing Machinery and Intelligence"*(1) abriu caminho para o chamado "teste de Turing", que permitiu avaliar subtarefas necessárias a uma máquina para simular um potencial de inteligência que poderia confundí-la com um humano(2). Uma máquina inteligente poderia dispensar os humanos de tarefas repetitivas e mecânicas. Um exemplo desse tipo de tarefa seria a tradução entre línguas. Assim, as primeiras pesquisas de PLN nos anos 50 do século passado voltaram-se à criação de máquinas de tradução(3). Entretanto, os primeiros resultados mostraram que os sistemas linguísticos naturalmente desenvolvidos pelos humanos são de complexidade muito maior do que se supunha. Na verdade, a criação de modelos formais capazes de simular seu funcionamento vem ocupando pesquisadores até hoje.

No contexto da guerra fria, o primeiro experimento de tradução automática de frases russas para o inglês foi desenvolvido na Universidade de Georgetown nos Estados Unidos, em 1954(4). Os cientistas imaginaram a tradução de modo equivocado, como um problema de pareamento vocabular (*matching*) entre sentenças de diferentes línguas. O projeto revelou-se um fracasso, perdeu seus apoiadores e contribuiu para desestimular programas de IA em laboratórios norte-americanos. Quase três décadas iriam se passar até que a IA reconquistasse sua credibilidade. A compreensão sobre os processos de automação das línguas naturais evoluiu nesse período com os esforços de pesquisa empreendidos por linguistas como o norte-americano Zellig Harris(6)(7), da *Pennsylvania University*. Harris conhecia os estudos matemáticos de Zipf(8) e Mandelbrot(9) sobre métricas aplicadas a textos, e, seguindo esta linha, buscou métodos de análise de dados empíricos que levassem à extração de padrões.

Harris foi o primeiro a propor a ideia de que as sentenças de uma língua resultam de um sistema gerativo. O processamento dessa língua poderia ter como entrada um dicionário composto por palavras associadas a categorias, como por exemplo: "os"(ART), "médicos"(N), "chegaram"(VP); haveria também na entrada um sistema de regras formais de combinação de categorias, por exemplo, a partir de um símbolo inicial S (sentença) aplica-se uma regra de reescritura que converte S em uma sequência formada por um grupo nominal NP + um grupo verbal VP, sendo que outra regra de reescritura converte NP em uma sequência formada por ART + N. Na saída do sistema dessa língua experimental, seriam geradas sentenças como "Os médicos (NP) chegaram (VP)" e "Chegaram (VP) os médicos (NP)". Mas não seriam geradas sentenças como "Os chegaram médicos", "Médicos os chegaram", "Médicos chegaram os" porque elas quebrariam a regra ART+N. Para a validação do sistema, ele deveria ter o potencial de gerar todas as sentenças de uma língua e apenas essas.

Um discípulo de Harris chamado Noam Chomsky que se doutorou na Pennsylvania University(10) e fez carreira no Massachusetts Institute of Technology (MIT) criou parâmetros para testar sistemas de regras (gramáticas). Chomsky também retomou a teoria medieval de que todas as línguas naturais do mundo compartilhariam propriedades lógicas universais[11] e, para explicar como um falante nativo aprende sua língua, postulou a hipótese de que a linguagem seria um órgão inato da espécie humana. Chomsky ganhou renome mundial e é considerado o mais importante linguista do século XX. Ele adaptou o conceito de gramática gerativa para o ambiente computacional, formalizando as regras de um sistema linguístico a partir de uma lógica algorítmica[12]. Na área da saúde, os estudos de PLN começaram nos anos 70 a partir do trabalho pioneiro de Naomi Sager, que, sob influência chomskyana, desenvolveu uma gramática computacional e um analisador sintático (parser) baseados na análise de padrões em textos de relatórios clínicos[13][14][15]. Nesta fase inicial, prevaleceram as pesquisas de competências linguísticas para representação de relações sintáticas e semânticas entre os constituintes de uma sentença. Usando modelos baseados em regras que convertiam padrões sequenciais de categorias em grupos de palavras, de frases ou de textos, Sager "anotou" grandes coleções de documentos biomédicos, isto é, atribuiu categorias (metadados) aos termos que constituíam esses documentos.

O significado dos termos, entretanto, pode variar dependendo do contexto de uso. Uma mesma palavra podia ser anotada como nome (N) ou como verbo (V), por exemplo, o termo "pesquisa" em "pesquisa com dados dos pacientes". A resolução de ambiguidade depende de uma exploração dos termos vizinhos: na sentença "O médico pesquisa com dados dos pacientes" o termo é anotado como V; já na sentença "O médico realiza pesquisa com dados dos pacientes", o termo é anotado como N. Outro exemplo é o uso do termo "sentido" na sentença "não tem sentido esse sintoma".

Pesquisas cognitivas dos processos semânticos envolvidos na interpretação dos enunciados de uma língua (semântica cognitiva)[16] mostraram que cada língua tem um sistema próprio de categorização da experiência e que os significados de expressões obedecem a uma lógica sociocultural[17]. Por exemplo, experimentos demonstraram que a representação das cores pode obedecer a sistemas diferenciados de categorização, recebendo nomenclaturas que não tenham correspondentes de língua para língua[18]. Na tentativa de obter automaticamente formulações mais estruturadas, sistemas de representação lógica e conceitual, tais como taxonomias, tesauros e ontologias começaram a ser explorados. Elas associam atributos de um mundo concebido formalmente como real a categorias que possam ser "lidas" por computadores. Na área biomédica, sistemas de PLN baseados em dados clínicos no final dos anos 90 foram impulsionados por essa onda, mais especialmente pela pesquisa de entidades biomoleculares em textos e a extração de suas relações como propulsora de descobertas.

Com o desenvolvimento tecnológico, os computadores ganharam maior velocidade de processamento (lei de Moore)[19]. As pesquisas de tradução automática passaram a adotar sistemas estatísticos ranqueando as opções de tradução mais prováveis em contextos formalmente descritos. O mesmo conceito foi adotado na interpretação de textos biomédicos a partir de 2001 para ranquear relações entre doenças, medicamentos e tratamentos. Uma anotação automática é realizada por meio de técnicas baseadas em probabilidade[20]. O processamento baseado em sistemas probabilísticos (*probabilistic NLP*) aplicou-se ao domínio biomolecular e abriu caminho para a detecção de padrões linguísticos em textos biomédicos com base em métodos de ML.

A aquisição da linguagem humana parece um processo simples porque seu aprendizado nos primeiros anos de vida se dá de modo inconsciente. Só quando o adulto tenta aprender uma segunda língua é que percebe a complexidade desse processo e o grau de esforço necessário para dominar a fala, a leitura, a escrita e a compreensão. O domínio de linguagens especializadas como a da biologia e da medicina requer ainda mais esforço[21]. *Grosso modo*, pesquisas sobre o processo de aquisição da linguagem humana podem ser divididas entre duas concepções. A primeira é da linguagem como competência humana inata que amadurece e se revela como sistema de regras que vai sendo testado e gradualmente incorporado como hábito comunicativo e prática social. A segunda é a da linguagem como fenômeno estatístico cujos padrões vão sendo inferidos a partir da exposição do ser humano à língua praticada no ambiente social em que vive.

De qualquer forma, há um consenso que o conhecimento linguístico pode ser organizado em cinco níveis:

- Morfológico (que estuda as partes significativas das palavras, tais como raiz e afixos);
- Sintático (que estuda como palavras se agrupam e se organizam em sentenças);
- Semântico (que estuda o significado das expressões linguísticas);
- Pragmático (que trata das convenções para atribuir sentido em diferentes contextos comunicativos);
- Textual (também chamado "discursivo" por alguns autores, analisa a estrutura de documentos e como suas partes estão relacionadas).

O estudo da linguagem biomédica tradicionalmente baseia-se na análise e anotação rigorosa das expressões quanto à sua classificação a partir de sistemas categoriais relativos a esses cinco níveis do conhecimento linguístico(22). Modelar línguas naturais é uma tarefa complexa porque as decisões de análise tomadas em cada nível geralmente impactam os demais, em uma rede intrincada de interações que são difíceis de predizer e, além disso, não se comportam do mesmo modo em diferentes línguas. O estudo da linguagem biomédica é realizado por meio de coleções de textos relativos a um subdomínio de conhecimento (corpora). Esses textos são selecionados com rigor observando parâmetros que permitam alcançar objetivos previamente delineados de busca de conhecimento. O tipo de conhecimento pode ser linguístico, por exemplo, em corpora anotados para identificar classes de palavras (*Parts of Speech* - PoS), corpora anotados para distinguir termos expressando atributos ou relações, corpora anotados para reconhecimento de entidades nomeadas pré-selecionadas.

A anotação é um procedimento de etiquetagem manual ou automático que agrega atributos às unidades que compõem um *corpus* para atender objetivos gerais (por exemplo, construção de um padrão ouro) ou tarefas específicas[23]. O tipo de conhecimento relativo a campos ou práticas biomédicas específicas pode ser rastreado por meio dos tópicos de linguagem a eles relacionados. Por exemplo, no campo genômico ou proteômico, corpora podem ser anotados para investigar a co-ocorrência sistemática de termos denotando certas proteínas, ou denotando relações entre proteínas e genes. Nas práticas clínicas, corpora podem ser anotados, por exemplo, para identificar fatores de risco para doenças cardiovasculares, ou para detectar interações entre tipos de doenças e fármacos, ou também para distinguir vocabulário biomédico específico de especialidades médicas. A natureza da anotação depende das metas de que orientam a busca de soluções em PLN.

As anotações manuais, embora custosas e demoradas, são importantes como referência para treinar e avaliar os métodos automáticos. Um dos corpora de referência na área biomédica que foram manualmente anotados é o CRAFT (*Colorado Richly Annotated Full-Text*), que disponibiliza para especialistas mais de 560 mil *tokens* da língua inglesa. Este corpus permitiu testar métodos de identificação de conceitos em textos biomédicos e estabeleceu o padrão ouro a partir de anotações manuais sintáticas e semânticas. O CRAFT é uma coleção de 97 artigos científicos de acesso aberto, 67 deles anotados com todas as menções dos conceitos relativos a nove ontologias e terminologias: *Cell Type Ontology, Chemical Entities of Biological Interest, NCBI Taxonomy* (contém a classificação e nomenclatura de 10% de todas as espécies do planeta), *Protein Ontology, Sequence Ontology,* entradas da base de dados Entrez Gene, e as três subontologias da *Gene Ontology* (processo biológico, componente celular, e função molecular).

O desenvolvimento de métodos para identificação de conceitos e atributos específicos em documentos biomédicos requer o uso de corpora especializados. Por exemplo, a mineração de informação clinica em banco de prontuários médicos pode permitir comparar grandes volumes de dados e viabilizar uma eventual descoberta de padrões relativos a certas doenças. A mineração em um repositório de textos científicos pode ser um instrumento de inovação e descoberta, por exemplo, se detectar conexões entre proteínas que manualmente não seriam percebidas. Os métodos de PLN podem contribuir tanto criando sistemas de alta qualidade para documentação de informações médicas, como também oferecendo sistemas de apoio a decisões médicas sobre diagnósticos e tratamentos.

Corpora maiores como o GENIA (*www.geniaproject.org*) trazem anotação linguística mais rica e têm maior potencial para a descoberta de conhecimento, por exemplo, na especialidade oncológica, permitindo detectar relações entre entidades (proteínas, genes, etc) que escapam da percepção habitual dos especialistas(24). No entanto, há o problema de que os sistemas de anotação são diferentes nas dezenas de corpora biomédicos já criados em língua inglesa. A partir de filtragem criteriosa, Neves e Leser(25) selecionaram treze ferramentas de anotação semântica de textos biomédicos e fizeram uma comparação a partir de um conjunto de 35 parâmetros. Concluíram que uma única ferramenta não é capaz de dar conta de todos os casos com igual robustez e que seu grau de adequação depende da tarefa proposta. Por exemplo, para desambiguar os sentidos de palavras (*Word Sense Disambiguation* - WSD), a Biblioteca Nacional de Medicina dos EUA (*National Llibrary of Medicine* - NLM) disponibiliza como referência uma lista de 50 termos biomédicos ambíguos extraídos do portal Medline(26). A funcionalidade do recurso, portanto, é definida em função da tarefa. Nessa mesma linha, problemas semânticos complexos como co-referencialidade, sinonímia, polissemia, similaridade e paráfrase demandam um tratamento próprio levando em conta contextos específicos de uso dos termos.

O uso dos métodos e técnicas de PLN como meios de descoberta de conhecimento na área biomédica depende cada vez mais do compartilhamento de bancos de dados, ferramentas e recursos. Por exemplo, o repositório Pubmed usa um sistema de anotação próprio baseado em um tesauro chamado *Medical Subject Headings* (MeSH)(27). Soluções de PLN muitas vezes também combinam corpora específicos com vocabulários controlados como o Sistema Unificado de Linguagem Médica (*Unified Medical Language System* - UMLS). Compartilhar dados permite que grupos de cientistas testem e comparem seus modelos a partir da mesma base. A criação de recursos de acesso aberto é ainda um desafio para a comunidade de PLN.

Para facilitar a localização de textos, o tesauro UMLS de termos biomédicos é a principal referência. UMLS inclui o Metathesaurus (fornece os identificadores dos conceitos), *Semantic Network* (categorias semânticas que descrevem os conceitos), *the Specialist Lexicon* (vocabulário médico) e pode ser usado seja como léxico seja como base de conhecimento. O compartilhamento de sistemas de metadados permite anotar dados textuais (não estruturados) de modo a torná-los não só estruturados (legíveis para a máquina), mas também para viabilizar a execução de tarefas de processamento mais avançado como a localização e classificação de textos ou a extração de informações em várias bases de dados alcançando um escopo mais amplo de conhecimento. Destaca-se nesse quesito o recurso a vocabulários controlados, tais como taxonomias, tesauros e ontologias, que tem ajudado bastante na anotação semântica.

A busca de uma nomenclatura sistematizada no uso das terminologias clínicas motivou iniciativas de criação de léxicos (glossários) para indexação de bases de dados na área biomédica[28]. SNOMED CT (*Systematized Nomenclature of Medicine Clinical Terms*) é o maior tesauro de terminologia clinica no mundo, e foi desenvolvido por um consórcio internacional. LOINC (*Logical Observation Identifiers, Names, and Codes*) também é um tesauro de terminologia internacional utilizado para observações clínicas e laboratoriais. RxNorm é um tesauro de referência para terminologia de drogas e medicamentos nos EUA.

7.1 PRINCIPAIS MÉTODOS DE TRABALHO EM PLN

À crescente velocidade de processamento dos computadores passou a disponibilizar na *web* um gigantesco repositório de informações não estruturadas relativas a praticamente todas as atividades humanas envolvendo comunicação e linguagem. Embora a conversão desse repositório em conjuntos de dados estruturados não seja trivial, como será exposto a seguir, o esforço realizado nesse sentido vem permitindo a extração de padrões, inicialmente por meio de métodos estatísticos, e depois por métodos baseados em aprendizado automático para modelar a linguagem natural.

Tipicamente, um projeto envolvendo PLN se inicia com a elaboração de uma pergunta de pesquisa como, por exemplo, "Quais são fatores que podem tornar difícil a leitura de um texto sobre COVID-19?", como feito por Leite et al.[29]. De modo similar a fluxos de trabalho de outras áreas que envolvam reconhecimento de padrões, como em processamento de áudio e imagens, em que no primeiro passo transdutores e sensores são utilizados para aquisição de dados[30], no caso do PLN o primeiro passo consiste na obtenção de um corpus, ou seja, um conjunto de textos em formato eletrônico que viabilize a extração de características que possibilitem a elaboração de modelos que levem à resposta da pergunta de pesquisa.

Atualmente existem corpora disponíveis como o *Brown University Standard Corpus of Present-Day American English* (primeiro corpus em formato eletrônico, com um milhão de palavras, e elaborado a partir de 500 fontes de língua inglesa distintas), *Inaugural Address Corpus* (discursos inaugurais de presidentes dos EUA), Corpus Machado de Assis (obras completas de Machado de Assis), Corpus Mac-Morpho (textos extraídos do jornal *Folha de S. Paulo* do ano de 1994), entre outros[31], tanto gratuitamente quanto a preços relativamente baixos, em se tratando de aquisição para pesquisa acadêmica.

Em particular, corpora em língua portuguesa (tanto de Portugal quanto do Brasil) e outros recursos para PLN, podem ser encontrados, por exemplo, no *site* da Linguateca (*www.linguateca.pt*), do Núcleo Institucional de Linguística Computacional (*nilc.icmc.usp.br*) do Instituto de Ciências Matemáticas e de Computação (ICMC) da Universidade de São Paulo (USP) e do *Linguisitc Data Consortium* (*www.ldc.upenn.edu*), uma organização dedicada a colecionar e disponibilizar dados estruturados em corpora de diferentes línguas com acesso aberto. Entretanto, apesar do grande esforço realizado pelas equipes de pesquisa dos países lusófonos e de demais pesquisadores de língua portuguesa, ainda é baixo o número de corpora em português, sendo frequente a demanda pela criação de novos corpora. É necessário destacar que a área da saúde possui carência de recursos específicos de PLN como um todo, incluindo aí a falta de disponibilidade de corpora especializados.

O processo de criação de um corpus novo requer bastante rigor metodológico e esforço, sendo que devem ser atendidos os requisitos de autenticidade, propósito, composição, formatação, representatividade e extensão[32]. Os textos devem ser autênticos no sentido de que devem ser efetivamente em linguagem natural e espontâneos, em oposição a textos criados especificamente para estudos linguísticos ou para criar exemplificação, ou mesmo como um código de programa de computador, em linguagem artificial. Além disso, o critério de seleção de textos deve estar alinhado com o propósito da pesquisa a ser realizada e deve ser composto com um conjunto de regras bem definidas. Por essa razão, é muito importante que as hipóteses a serem investigadas sejam também bem definidas, como em toda pesquisa de qualidade, visto que elas irão definir as regras de seleção dos textos no corpus. Além disso, os textos devem ser amostrados corretamente de modo que a representatividade e a extensão do corpus seja o suficiente para os resultados não sejam enviesados por variáveis indesejadas introduzidas pelo processo de escolha e que os fenômenos linguísticos subjacentes às hipóteses a serem investigadas ocorram em quantidade significativa e de modo condizente com a totalidade dos textos de interesse.

Tal rigor se justifica, pois, a credibilidade das conclusões de um trabalho de PLN está ligada à qualidade do corpus utilizado para sua realização. Deve se destacar que uma entrada inadequada leva a uma saída sem sentido ou incorreta que pode levar a conclusões enganosas, mesmo com um processamento considerado correto. Assim, idealmente, um corpus deve ter a característica de referência padrão[33], isto é, deve possuir qualidade para gerar resultados com credibilidade não só em um primeiro trabalho para o qual é elaborado, mas para todos os trabalhos subsequentes do mesmo tema ou até mesmo de áreas correlatas.

Como mostrado na Figura 7.1, um fluxo de processamento de PLN se inicia com a etapa de pré-processamento, em que um ou mais corpora são obtidos e condicionados para que seja possível se realizar os processamentos desejados nas etapas posteriores. Inicialmente, deve-se verificar se existe um ou mais corpora adequados à verificação das hipóteses levantadas. Em caso negativo, deve-se então criar um corpus, seguindo os critérios já elencados. Para isso, segue se uma sequência de passos[33]: o primeiro consiste em planejar quais serão as fontes que serão a origem dos textos a serem utilizados no *corpus* e o protocolo de aquisição de dados, respeitando-se os critérios éticos e a legislação vigente como já mencionado. Em seguida, deve-se realizar a seleção de um conjunto de textos adequados à realização da pesquisa, após estabelecimento de critérios baseados nas hipóteses a serem verificadas no processamento.

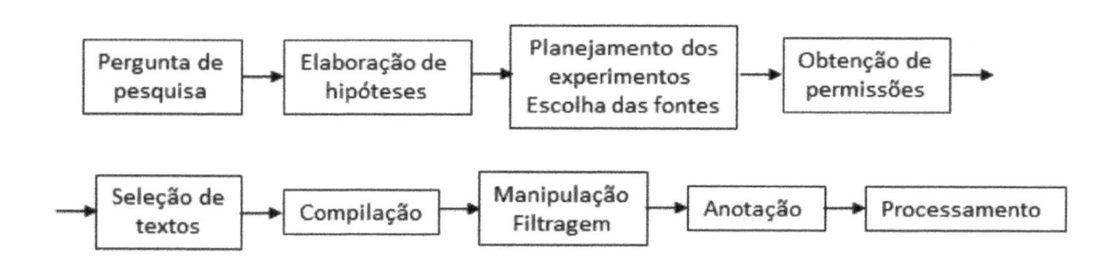

Figura 7.1: Fluxo de trabalho da etapa de pré-processamento típico na área de PLN, no caso em que é necessário se construir um ***corpus***.

Após a seleção dos textos, procede-se a compilação do *corpus*, em que os textos são salvos em formato digital de modo padronizado. Caso ferramentas de busca sejam utilizadas, deve-se documentar o nome e endereço eletrônico da ferramenta, a *string* de busca, a data de realização e o período coberto pela busca, bem como demais comandos utilizados e os resultados obtidos. Em seguida, se inicia a etapa de manipulação, em que os arquivos são convertidos para um formato apropriado para o processamento posterior, usualmente arquivos no formato texto (".txt"). Também são realizadas correções de formatação de parágrafo, retirada de quebras de linha inadequadas e de erros residuais resultantes da conversão de arquivos. Além disso, itens constantes do arquivo original que não fazem parte do texto em si como números de página, figuras e tabelas, legendas, identificação de notas de rodapé e cabeçalhos também devem ser excluídos.

Os arquivos resultantes devem ser salvos com nomes padronizados e os metadados como data de publicação, nome do autor, nome do veículo de comunicação, entre outros, devem ser registrados sistematicamente. Em seguida, a depender do tipo de pesquisa a ser realizado, é executada uma etapa de anotação no texto, em que são realizadas marcações que trarão informações de interesse a ser explorados nas etapas de processamento. Alguns exemplos incluem a anotação das classes gramaticais das palavras, a anotação de sentimentos envolvidos em frases de um diálogo e a anotação de mensagens de *e-mail* se diferenciando mensagens do tipo *Spam* (mensagens indesejáveis) e *Ham* (mensagens desejáveis). Após a obtenção do corpus com conteúdo e formato adequados, se inicia o processamento de fato, como mostrado na Figura 7.2.

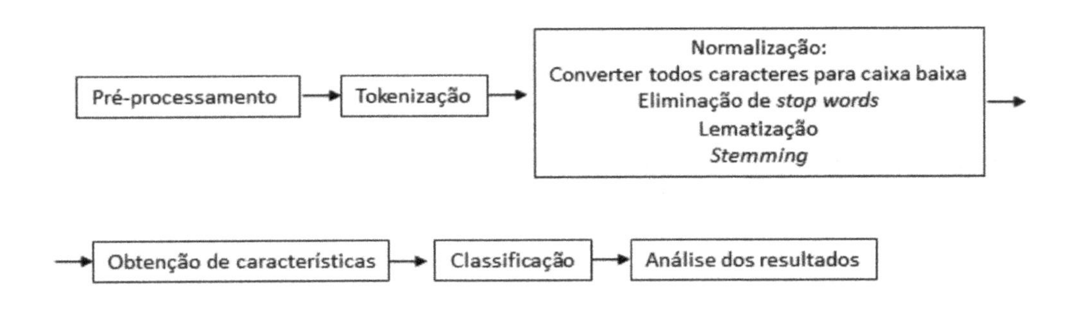

Figura 7.2: Exemplo de fluxo de processamento na área de PLN.

Primeiramente é realizada a normalização do texto para que os dados sejam organizados e disponibilizados de forma conveniente e padronizada[34]. Um procedimento comumente realizado é a tokenização, que designa a segmentação do texto em *tokens*, que consistem em sequência de caracteres de interesse como palavras, siglas, números e sinais de pontuação [31][34]. Por exemplo, a frase:

> *Hipócrates nasceu em 460 a.C. na Grécia antiga e é considerado o "pai da medicina ocidental" por muitos.*

Pode ser tokenizada como: 'Hipócrates', 'nasceu', 'em', '460', 'a.C.', 'na', 'Grécia', 'antiga', 'e', 'é', 'considerado', 'o', '"', 'pai', 'da', 'medicina', 'ocidental', '"', 'por', 'muitos', '.' Em que, os *tokens* são mostrados entre as aspas simples. A tokenização deve levar as características de cada língua: no português, inglês e italiano, os espaços servem para delimitar as palavras, enquanto no chinês e japonês, não são utilizados. Além disso, caracteres podem ter papéis diferentes, como o ponto final, que pode servir para indicar o final da frase ou ser parte de uma abreviação como em "a.C." no exemplo. A padronização das palavras para caixa alta ou caixa baixa também pode ser aplicada para se eliminar, a diferença entre palavras que iniciam uma frase e palavras que estão no meio de uma frase.

A lematização e o *stemming*[36] também podem ser realizadas nessa etapa. A lematização consiste em eliminar flexões nominais ou verbais das palavras e mapeá-las para sua forma canônica ou dicionarizada (lema). Assim, por exemplo, "médicos", "médica", "médicas" são mapeadas para "médico" e "é", "era", "foi" são mapeados para "ser". O *stemming* é um processamento mais simples que consiste na eliminação de sufixos de modo a obter os radicais das palavras. Assim, no exemplo anterior, o resultado seria "médic" para as flexões de "médico" e "é", "era" e "foi" para as flexões de "ser". Além disso, podem ser retiradas as *stopwords*, ou palavras vazias, como preposições e artigos, como "a", "o", "de" ,"na", que são bastante utilizadas e possuem função gramatical, mas são carregam pouco conteúdo lexical. O resultado final da normalização com uso de tokenização, padronização para caixa baixa, retirada de *stopwords* e *stemming* no nosso exemplo é:

'hipócrat', 'nasc', '460', 'a.c.', 'gréc', 'antig', 'consider', '"', 'pai', 'medicin', 'ocident', '"', 'muit', '.'

Ainda na etapa de normalização, outros tipos de segmentação, como segmentação por sentenças também podem ser realizados. Em seguida, são extraídas características de interesse. Uma métrica bastante simples é a densidade lexical que consiste na razão entre o número de tipos (*types*) e *tokens* (TTR, *type-token ratio*). No caso, *types* designam os vocábulos e os sinais de pontuação do texto, desconsiderando-se as repetições. Por exemplo, no trecho "Café com pão / Café com pão / Café com pão" do poema Trem de ferro de Manuel Bandeira temos três vocábulos (*types*) em nove ocorrências (*tokens*), logo com TTR=1/3. Também é comum ordenar os *types* por ordem decrescente de frequência. Deve-se destacar que a distribuição dos *types* nesse *ranking* de frequências tipicamente obedece a lei de Zipf, em que a r-ésima palavra mais frequente possui frequência $f(r)$ tal que:

$$f(r) \cdot r^{\alpha} = k,$$

em que $a \approx 1$ e k é uma constante positiva[37].

Modelos que utilizam apenas as frequências e não levam em conta a ordem linear das palavras, como os vistos até agora, são chamadas de modelos de saco de palavras (BOW, *bag-of-words*). Um modelo um pouco mais complexo permite utilizar a sequências de n palavras, chamados nesse contexto de n-gramas[31][34]. No caso do nosso exemplo, obtemos da frase os seguintes 2-gramas ou bigramas a seguir, indicados entre parênteses:

('Hipócrates', 'nasceu'), ('nasceu', 'em'), ('em', '460'), ('460', 'a.C.'),('a.C.', 'na'),....,

De modo análogo, os 3-gramas ou trigramas seriam:

('Hipócrates', 'nasceu', 'em'), ('nasceu', 'em', '460'), ('em', '460', 'a.C.'),...

Nesse contexto, as palavras isoladas são chamadas de unigramas. Um tipo especial de n-gramas são as colocações, que consistem em grupos de palavras que são comumente utilizadas em conjunto para expressar uma ideia[38]. No caso, ('vigilância', 'sanitária') ou ('doença', 'de', 'Parkinson') são exemplos de colocações enquanto ('a', 'vigilância') ou ('na', 'doença', 'de') não são consideradas colocações.

A frequência de *n*-gramas ou até de frases inteiras, denominadas nesse contexto de termos, possui bastante importância em tarefas de PLN, seja como entrada dos métodos computacionais ou como ponto de partida para elaboração de técnicas mais sofisticadas. A hipótese subjacente a esse tipo de métrica está em assumir que termos com sentidos similares aparecem em contextos similares[34]. Por exemplo, é razoável esperar, por exemplo, que "doença do coração" ou "cardiopatia" apareçam frequentemente em textos cujo assunto é a cardiologia e perto de termos como "arritmia" ou "colesterol" e não perto de termos como "cigarra" ou "cupim, que são termos de um contexto diferente. Uma forma simples de se aplicar esse tipo de hipótese, dada uma coleção de textos ou documentos, $d_1, d_2, ..., d_N$, nos quais se encontram os M termos $t_1, t_2, ..., t_M$ (vocabulário), está em utilizar a frequência de termo, $tf_{i,j}$ (do inglês, *term frequency*), que consiste na frequência do i-ésimo termo no j-ésimo documento. Como um exemplo simplificado para propósitos didáticos, consideramos as seguinte coleção de frases como sendo os documentos de interesse:

d_1= "relação entre o médico e o paciente"

d_2 = "o médico atendeu o paciente"

d_3 = "o policial atendeu o médico"

d_4 = "o policial encarcerou o traficante"

A Tabela 7.1 mostra uma matriz termo-documento, em que as linhas representam os termos, t_i, e as colunas os documentos, d_j. As intersecções entre as respectivas linhas e colunas contém as respectivas frequências de termos, $tf_{i,j}$.

Tabela 7.1: Matriz termo-documento[(34)(39)].

Termo		**Documento**			
		d_1	d_2	d_3	d_4
t_1	atendeu	0	1	1	0
t_2	e	1	0	0	0
t_3	encarcerou	0	0	0	1
t_4	entre	1	0	0	0
t_5	médico	1	1	1	0
t_6	o	2	2	2	2
t_7	paciente	1	1	0	0
t_8	policial	0	0	1	1
t_9	relação	1	0	0	0
t_{10}	traficante	0	0	0	1

Esse tipo de modelagem possui aplicação, por exemplo, em problemas de recuperação de informação (RI). No nosso exemplo, consideramos fazer uma consulta (*query*) sobre "relação entre o médico e o paciente", no caso correspondente a d_1, e ver qual dos documentos possui relação com esse assunto. Para isso, podemos representar os textos como vetores, tal que o *j*-ésimo documento seja representado pelo vetor formado pelos elementos da sua respectiva coluna da matriz termo-documento. Por exemplo, no caso temos:

$$\mathbf{d}_1 = [0,1,0,1,1,2,1,0,1,0]^{\mathrm{T}}, \ \mathbf{d}_2 = [1,0,0,0,1,2,1,0,0,0]^{\mathrm{T}}, \ \mathbf{d}_3 = [1,0,0,0,1,2,0,1,0,0]^{\mathrm{T}}$$
$$\text{e } \mathbf{d}_4 = [0,0,1,0,0,2,0,1,0,1]^{\mathrm{T}}$$

Dado que para dois vetores **v** e w, temos que:

$$\mathbf{v} \cdot \mathbf{w} = ||\mathbf{v}|| \, ||\mathbf{w}|| \cos\theta$$

em que geometricamente representa o ângulo entre os vetores, podemos medir a similaridade entre um documento e outro documento com o uso da similaridade de cosseno dado por

$$\cos\theta = \frac{\mathbf{v} \cdot \mathbf{w}}{||\mathbf{v}|| \, ||\mathbf{w}||}$$

No caso, para realizar a consulta, calculamos a similaridade de cosseno entre $\mathbf{d}_1$ e os documentos disponíveis, como mostrado na Tabela 7.2. Como ilustrado na Figura 7.3, o documento considerado mais similar é aquele que possui menor ângulo em relação a $\mathbf{d}_1$. Ao verificar os documentos utilizados, verificamos que de fato d_2 relata uma interação entre médico e paciente. As frases d_3 e d_4 se tratam de textos do domínio de segurança pública, mas deve-se observar que a frase "o médico atendeu o policial" trata de relação entre médico e paciente e o vetor correspondente é exatamente igual ao de d_3. Nesse sentido, pode-se constatar uma limitação do método, por não utilizar informações a respeito da ordem das palavras e do papel sintático que eles desempenham na frase. A frase d_4, no caso, de fato não é relacionada com a consulta realizada. Entretanto, observa-se que uma similaridade ainda é registrada devido ao único termo em comum entre d_1 e d_4, que é o artigo "o", que não carrega significado relevante.

Tabela 7.2: resultado da similaridade de cosseno e ângulo correspondente entre a consulta, e os respectivos vetores dos documentos disponíveis com uso de

	d_1	d_2	d_3	d_4
Similaridade de cosseno	1,00	0,76	0,63	0,50
Ângulo	0,00°	40,89°	50,95°	59,74°

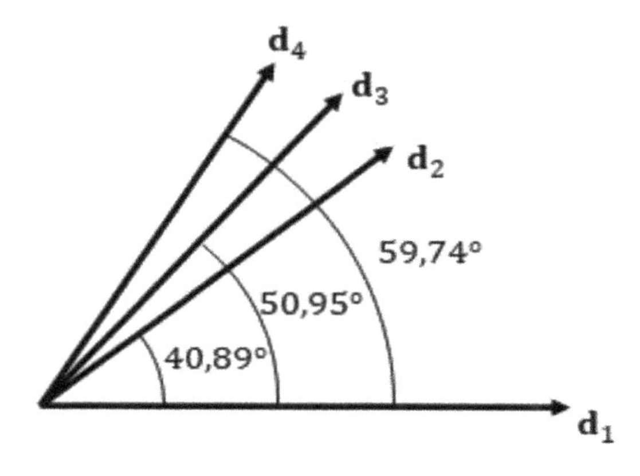

Figura 7.3: Representação bidimensional dos vetores correspondentes aos documentos $\mathbf{d}_1$ a $\mathbf{d}_4$ em que são mostrados os módulos e os ângulos em relação ao vetor $\mathbf{d}_1$

Para se mitigar influência de palavras que são comuns, mas possuem pouca relação com o sentido presente em um determinado documento, se considera, para cada termo t_1 , o inverso da frequência do termo, idf_i (*inverse document frequency*) dentre os documentos da coleção tal que:

$$idf_i = \log\left(\frac{N}{df_i}\right),$$

em que N é o número total de documentos na coleção, df_i é o número de documentos em que o termo t_i está presente. Supondo que um termo ocorra somente em d_j , não ocorrendo nos demais documentos, e que termo ocorra t_i com alta frequência nesse documento, podemos admitir como hipótese que o termo t_i carrega significado relevante que diferencia d_j de outros documentos[(40)(41)]. Assim, para se dar ênfase para termos com alto poder de discriminação, se ponderam os valores de $tf_{i,j}$ por idf_i, obtendo-se assim os pesos TF-IDF, $w_{i,j}$, tal que[(42)]:

$$w_{i,j} = tf_{i,j} \cdot idf_i$$

Os resultados de similaridade de cosseno a partir de vetores formados com os pesos TF-IDF estão mostrados na Tabela 7.3. É possível observar que a ordem de similaridade entre os documentos em relação à consulta realizada não foi alterada, mas agora a frase que não possui relação com a consulta, d_4, possui similaridade de cosseno nula e possui um ângulo de 90° em relação à consulta, d_1.

Tabela 7.3: resultado da similaridade de cosseno e ângulo correspondente entre a consulta, d_1 ,e os vetores dos documentos disponíveis com uso de $w_{i,j}$ (TF-IDF).

	d_1	d_2	d_3	d_4
Similaridade de cosseno	1,00	0,22	0,03	0,00
Ângulo	0,00°	77,34°	88,15°	90,00°

Atualmente, tem sido corrente o uso de redes neurais, como o mostrado na Figura 7.4, para se gerar vetores que representam palavras (*word embeddings*) a partir de textos com modelos como o saco de palavras contínuo (CBOW, *Continuous Bag-Of-Words*) e o *skip-gram*[43][44] possibilitando a criação de modelos a partir de um número massivo de palavras. Além disso, é observado que esses modelos capturam padrões como:

vec("neurologista")-vec("cérebro")+vec("coração")=vec("cardiologista"),

mostrado na Figura 7.5. Mais recentemente, modelos como *Bidirectional Encoder Representations from Transformers* (BERT)[45] e *Generative Pre-trained Transformer-3* (GPT-3)[46] tem recebido grande atenção da comunidade de PLN.

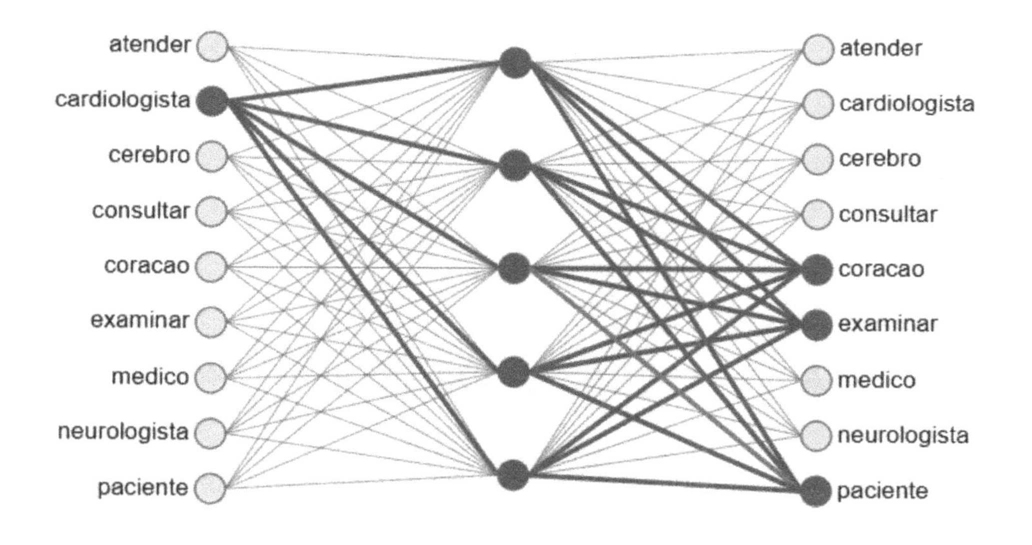

Figura 7.4: A rede neural prediz as palavras "coração", "examinar" e "paciente" a partir da palavra "cardiologista". A representação vetorial das palavras é obtida por meio dos pesos sinápticos da rede[47].

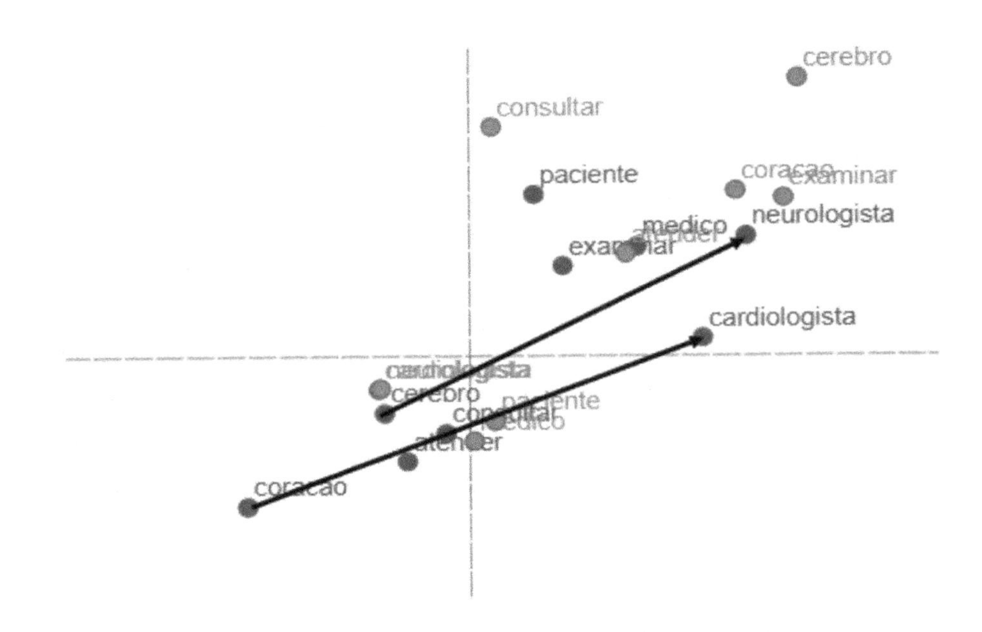

Figura 7.5: Nessa representação bidimensional obtida a partir dos vetores obtidos da rede da Figura 7.4, se observa que vec("neurologista")-vec("cérebro") = vec("cardiologista")-vec("coração")[(47)].

7.2 APLICAÇÕES E TÉCNICAS PARA CRIAÇÃO DE SOLUÇÕES

A tarefa de converter textos de linguagem natural em representações estruturadas ou codificadas que sejam legíveis para o computador não é trivial, já que as línguas humanas são sujeitas a variações e sua interpretação requer uma boa dose de conhecimentos prévios e informação contextualizada. Como explicado, tal tarefa também não pode ser realizada apenas manualmente porque a anotação de corpus demanda tempo, tem altos custos e não permite atualização automática. Dependendo do objetivo e do tamanho do corpus a ser analisado, a construção de uma solução de PLN na área biomédica poderá depender de métodos automáticos capazes de representar e extrair informação relevante com alta precisão e confiabilidade. Algumas das técnicas de PLN utilizadas no trabalho com corpora são[(34)(42)]:

- Mineração de documentos em um *corpus;*
- Classificação de documentos (técnicas de agrupamento com Análise de Componentes Principais);
- Extração de termos (abordagem léxica, baseada em regras ou em modelos estatísticos como *Support Vector Machine* ou *Conditional Random Fields*);
- Extração de relacionamentos (co-ocorrência; classificação probabilística; redes livres de escala, técnicas semânticas como *Latent Semantic Indexing, Semantic Role Labeling, Predication-based semantic indexing, Latent Semantic Analysis*; vocabulários controlados por ontologias, taxonomias e tesauros).

A aplicação mais frequente de PLN em biomedicina é a extração de informação. Como já explicado, são técnicas para localizar informação específica em um grande volume de textos, por exemplo, através do reconhecimento de nomes de entidades (*Named Entity Recognition* - NER), tais como pessoas, localidades, datas, expressões numéricas, medicamentos ou proteínas, dependendo do objetivo da busca. A identificação de entidades através da busca baseada em termos simples geralmente é complementada por técnicas mais sofisticadas que identificam também os termos mais comumente associados a tais entidades no conjunto de textos pesquisados. Um dos desafios desse tipo de aplicação é decidir se duas citações do mesmo termo referem-se à mesma entidade, Por exemplo, "paciente em choque" é uma expressão usada para descrever o estado de um paciente sujeito a técnicas de reanimação após perder a consciência por choque cardiogênico ou hipovolêmico (por hemorragia), mas é também usado no tratamento psiquiátrico baseado em eletrochoque para obter uma determinada resposta emocional do paciente. As línguas naturais são dinâmicas e sujeitas a variações, novos termos estão constantemente aparecendo e os sentidos das palavras dependem dos contextos em que são usadas.

Outra aplicação de PLN igualmente importante é a recuperação de informação[(48)], que ajuda os usuários a encontrar documentos em uma grande coleção, por exemplo, de prontuários eletrônicos, de textos científicos ou mesmo na Web em geral. O objetivo das técnicas de recuperação de informação é, partindo de uma consulta do usuário, localizar e ranquear todos os textos de uma coleção que sejam relevantes para a consulta. A combinação com as técnicas de extração de informação permite ao usuário não só localizar os documentos relevantes da coleção, mas também, buscar em cada documento, o termo-pivô e todos os termos a ele associados em cada ocorrência. Por exemplo, se um paciente teve vários infartos, a qual deles certo texto do conjunto estará se referindo: "texto 1", "infarto", "2019".

Se o usuário preferir formalizar a busca por meio de uma pergunta, ele poderá obter a resposta através de um sistema de pergunta-resposta (*Question-answering System*)[(34)], que é uma outra aplicação de PLN complementar à recuperação de informação. Em um sistema de recuperação de informação, o usuário deve formular a pergunta por meio de uma lista de palavras-chaves para gerar uma consulta. Um sistema de pergunta-resposta prescinde dessa etapa e apresenta como resposta uma lista de trechos extraídos dos documentos da coleção onde as palavras-chaves aparecem, ao invés de devolver como resposta uma lista de documentos relevantes para a consulta.

Uma das aplicações de escopo mais amplo em PLN são os sistemas de sumarização automática de textos[(49)(50)(51)(52)]. Isto porque a grande maioria dos registros biomédicos em linguagem escrita pode ser submetida a sumarização. A palavra "sumarização" vem do inglês "summary" (resumo). Trata-se de um conjunto de técnicas que, a partir de um dado conjunto de documentos (textos-fonte ou *source texts*), gera automaticamente uma versão comprimida que sintetiza os principais tópicos tratados nesses documentos. O resumo também pode ser gerado a partir de uma consulta sobre um tema ou tópico específico tratado no conjunto de documentos.

A sumarização pode adotar método extrativo ou abstrativo. A sumarização extrativa seleciona trechos dos próprios documentos, elimina (ou minimiza) redundâncias e contradições e gera um resumo coerente a partir da colagem desses trechos editados. Baseia-se num ranqueamento das sentenças que compõem o conjunto de documentos. A sumarização abstrativa seleciona alguns conceitos principais do conjunto de textos-fonte e os apresenta em nova formulação. Os dois métodos levam em conta o interesse e a funcionalidade da aplicação para a meta e o rol de tarefas estabelecidas pelo usuário final. Técnicas de etiquetagem de PoS, filtragem de *stopwords* e lematização são utilizadas no pré-processamento das sentenças visando ao seu ranqueamento. Outros indicadores para o ranqueamento de sentenças baseiam-se em atributos como:

- Grau de similaridade das palavras de cada sentença com as palavras que integram o título do texto;

- Posição da sentença (inicio, meio ou final do texto);

- Peso relativo dos termos em cada documento do conjunto, comparado com seu peso no conjunto total dos documentos (calculado pelo método *Term Frequency - Inverse Document Frequency* - TF-IDF);

- Extensão média das sentenças do conjunto, que é o quociente do número de palavras na sentença dividido pelo numero de palavras da maior sentença do conjunto;

- Correlação entre o número de palavras de domínio específico (*thematic words*) por sentença e o número máximo desse tipo de palavras no texto;

- Correlação entre o número de nomes próprios por sentença e a medida de seu comprimento (número total de palavras da sentença) no conjunto dos documentos;

- Cálculo da similaridade entre cada sentença do conjunto e todas as demais (baseado na fórmula de similaridade de cosseno onde os pesos de cada termo de cada sentença no conjunto são representados como vetores;

- Correlação entre a quantidade de dados numéricos presentes em cada sentença e o seu comprimento (número de palavras).

A sumarização automática também faz uso de métodos de aprendizado de máquina baseados em classificadores bayesianos, em cadeias ocultas de Markov ou em Redes Neurais. Na classificação bayesiana, uma função estima a probabilidade de uma dada sentença ranqueada ser incluída no resumo e aplicações sucessivas permitirão extrair novas sentenças. O método Markov baseia-se em um modelo sequencial de estados finitos a partir do qual se constrói uma cadeia com base no cálculo da probabilidade de dependências locais entre as sentenças do conjunto de textos. O método de redes neurais permite descobrir o grau de importância dos vários atributos tomados como referência para determinar o potencial de cada sentença integrar o resumo. Cada sentença é representada como um vetor que consiste em sete atributos, por exemplo, posição do parágrafo em relação ao título, posição do parágrafo no texto, parágrafo onde a sentença se localiza, sua posição em relação à primeira sentença do parágrafo, comprimento da sentença, número de palavras temáticas, número de palavras do título presentes na sentença.

A validação dos métodos baseia-se na comparação entre os resultados que obtiveram. Para uma avaliação intrínseca de um sistema de PLN, toma-se como referência a similaridade entre o resumo gerado automaticamente e o resumo produzido por um humano (padrão ouro ou *gold standard*) e se utiliza de dois critérios principais: precisão e *recall*. A medida de precisão é calculada pela razão do número de sentenças geradas corretamente, ou seja, que são iguais ao do *gold standard*, pela quantidade total de sentenças geradas, somando-se os acertos e os erros. Ou seja, a medida de precisão calcula o percentual de acertos do sistema automático. Já a medida de *recall* é a razão do número de sentenças geradas corretamente pelo número de sentenças do *gold standard*, isto é, a medida de *recall* leva em conta o percentual de erros do sistema automático. Há ainda um terceiro critério para avaliar o desempenho de um sistema de PLN: a medida F, que é a combinação das medidas de precisão e recall e permite estimar a importância de uma em relação à outra. Se ambas forem importantes, F será a média harmônica das duas.

A geração automática de textos é uma aplicação de PLN que trabalha a partir de uma base de dados estruturados e converte esses dados em sentenças da língua natural que podem ser lidas por humanos. Num segundo momento é possível converter o texto gerado em uma língua natural para outra língua, por exemplo, do Inglês para o Português, por meio da tradução automática. Em ambientes multilíngues onde não caiba a atuação de tradutores-intérpretes humanos, esta aplicação pode ser muito útil. Por exemplo, o programa alemão "Intérpretes no Hospital" (*Dolmetchen im Krankenhaus* - DIK) desenvolve uma aplicação para assistência ao diálogo entre médicos e pacientes imigrantes estrangeiros.

Nessa mesma linha de acessibilidade à informação[(53)(54)], as soluções em simplificação de textos e avaliação de legibilidade textual têm grande potencial. Consumidores de informação popular sobre saúde na Web não detêm geralmente o domínio da terminologia biomédica necessária para a compreensão integral dos textos que acessam em suas buscas. Uma avaliação sobre o letramento ou alfabetização (*health literacy*) desses usuários permite desenvolver aplicações que convertam e adequem a linguagem biomédica a níveis escalonados de conhecimento terminológico. O discurso do paciente que se comunica online com familiares e amigos, por exemplo, sobre câncer de mama é bem diferente do discurso que irá encontrar em artigos científicos sobre o tema. Caberia a criação de um léxico próprio para cada um desses contextos? Ou seria melhor adotar um léxico unificado sob risco de ambiguidades e incompreensões?

A simplificação lexical é uma forma de simplificação textual que substitui palavras e expressões complexas que poderão comprometer a compreensão do texto pelo usuário por alternativas mais simples

O efeito desta substituição técnica vai depender da base de dados tomada como referência. Pavlick et al.[55] treinou um modelo supervisionado em uma base de dados e extraiu regras parafrásticas a partir das quais se produziram versões simplificadas em relação ao texto original. Os passos da simplificação podem ser resumidos em[56]:

- Identificação de termo a ser substituído (*Complex Word Identification* - CWI);
- Geração de potenciais substitutos;
- Seleção de substituto;
- Ranqueamento de substituto.

A identificação de palavras complexas como passo inicial numa tarefa de simplificação é um desafio para o PLN. Um experimento de Devlin & Tait[57], ao invés de identificar as palavras que deveriam ser substituídas no processo de simplificação, assumiu que todas as palavras do texto seriam candidatas válidas à substituição. O experimento resultou em alterações da estrutura gramatical da maior parte do texto e metade das palavras do texto teve seu sentido modificado. Ou seja, o experimento levou a modificações que não eram necessárias e tornou o conteúdo original incoerente.

A contagem de frequência das palavras de um texto e sua simplificação a partir da detecção de certo limiar de frequência foi a proposta de Shardlow[58]. O resultado revelou um número muito alto de erros. Abordagens baseadas em termos de domínio específico biomédico identificado com aquelas que seriam complexos foram desenvolvidas por Zweigenbaum[59]. Nessa mesma direção, Elhadad & Sutaria[60] recorreram ao tesauro do UMLS e cruzaram os termos com os do corpus Brown. O resultado não detectou as palavras complexas.

Abordagens implícitas obtiveram algum resultado a partir da tradução automática de alguns termos[61]. Foi usado um modelo treinado sobre o alinhamento de dois corpora paralelos. A vantagem desse tipo de abordagem é evitar a decisão sobre quais palavras seriam inerentemente complexas e concentrar-se em se substituições simples poderiam ou não ser encontradas para uma dada palavra. Os resultados promissores abriram caminho para a execução da tarefa de identificar os termos a serem substituídos com ajuda de métodos de ML. A partir dos termos manualmente anotados como "complexo" ou "simples" foi possível treinar um modelo baseado em classificação binária para CWI. Também seria possível uma anotação atribuindo graus de complexidade aos termos e permitindo predizer quais os mais complexos.

Uma solução de PLN para a simplificação textual deve levar em conta o peso do fator Frequência (palavras menos frequentes tendem a ser mais complexas e vice-versa). E a aplicação de algoritmos de ML traz melhores resultados quando a simplificação é operada sobre grupos sintáticos (por exemplo, nominal, verbal) ou sobre sentenças completas. O trabalho de Kriz et al.[(62)] implementou um classificador baseado em atributos lexicais e contextuais, extraindo substitutos potenciais para palavras previamente identificadas como complexas com auxilio de um vocabulário controlado. Foi possível selecionar os substitutos mais adequados para cada contexto por meio de um modelo de substituição baseado em *Word-embedding*[(63)]. Soluções de Simplificação Textual são estratégicas para garantir a acessibilidade ampla da informação, mas ainda há gargalos quanto a métodos de atribuição de graus de *health literacy* a usuários do sistema. Um caminho a ser investigado é a correlação entre esse letramento em saúde e o estado mental do usuário.

Uma análise automática do conteúdo textual gerado por pacientes vem sendo pesquisada como caminho para detectar seus estados mentais. Nessa mesma linha, soluções recentes de PLN vêm obtendo sucesso para detectar emoções relativas a eventos, personalidades ou de consumo em textos de usuários do Twitter ou das redes sociais. Técnicas de análise de sentimento (*sentiment analysis*)[(64)] classificam as palavras das mensagens em positivas, negativas ou neutras para captar informação social. Por exemplo, informação sobre queixas e sintomas de pacientes com relação a uma nova profilaxia introduzida recentemente ou a uma droga nova no mercado. A aferição dos dados irá atribuir peso relativo a essa informação correlacionando-a a quadros de saúde comuns a certos grupos de pacientes.

Em linhas gerais, o foco deste capítulo foi apresentar aplicações baseadas em registros escritos e soluções voltadas a facilitar uma ampla disseminação social de informações sobre saúde. Entretanto, é preciso assinalar que parte dos registros médicos deve ser mantida em sigilo quando se trata de resguardar a privacidade do paciente no domínio clínico. Mesmo quando os próprios pacientes divulgam em redes sociais e em comunidades online informações sobre sua saúde, ainda assim eles devem ser preservados como previsto no Brasil pela Lei Geral de Proteção aos Dados (Lei Nº 13.709, de 14 de agosto de 2018).

No que se refere aos métodos de PLN, é fundamental que a elaboração de um *corpus* leve em conta esses aspectos éticos e legais envolvidos. É essencial, por exemplo, que os direitos de autoria (*copyright*) e de privacidade sejam preservados[(33)]. Além disso, em casos de realização de pesquisa com seres humanos, deve-se obter a aprovação do protocolo de pesquisa pelo Comitê de Ética em Pesquisa (CEP) e o consentimento dos sujeitos da pesquisa deve ser realizado de modo formal por meio da assinatura do Termo de Consentimento Livre e Esclarecido (TCLE). Para isso, deve ser levada em conta a legislação específica para a área, bem como a responsabilidade ético-profissional, regulamentada por conselhos de classe na elaboração do protocolo de pesquisa. Torna-se importante adotar procedimentos que preservem o sigilo profissional e a manutenção do anonimato dos sujeitos da pesquisa. Apesar da adoção desse rigor parecer burocrático, deve-se destacar que a disponibilização de um *corpus* feito seguindo rigorosamente os critérios preconizados, possui grande valor para a área científica. A razão para isso é que a adoção dessas medidas promove a preservação da integridade, a dignidade e os direitos dos sujeitos de pesquisa, o que indiretamente leva à proteção dos pesquisadores, da instituição onde a pesquisa é realizada e dos demais envolvidos[(65)], neste caso, inclusos pesquisadores e estudantes de PLN que não estavam envolvidos na coleta de dados, sendo assim fundamental para que o *corpus* elaborado adquira o status de referência padrão.

A proteção aos dados é um tema estratégico nessas primeiras décadas do século XXI, diante do cenário de construção de uma nova modalidade de assistência em saúde por meio de aplicativos acessados por *smartphone*. Essas tecnologias móveis criam uma aproximação potencial entre médicos e pacientes, e em tese, permitem promover assistência e cuidados onde e quando se fazem necessários. Além disso, há uma diversidade de serviços que podem ser disponibilizados, desde informativos e lembretes por meio de sistemas de mensagens de texto (*short message service* – SMS) até aplicativos que monitoram doenças crônicas e hábitos alimentares. Há ainda opções de aplicativos para atender profissionais de saúde nas diferentes especialidades e com foco em várias doenças, além de aplicativos para o público leigo.

Os cidadãos que acessam informações sobre saúde podem não ter meios de avaliar a qualidade de um aplicativo, por isto é preciso educar os usuários nesse sentido. Nos EUA apenas alguns aplicativos de saúde são sujeitos à certificação das autoridades sanitárias por serem considerados "dispositivos de assistência médica", já que permitem, por exemplo, acessar prontuários eletrônicos (*electronic health records*) de pacientes. O critério para incluir um aplicativo como dispositivo medico (*medical device*)[(66)] depende de como o aplicativo funciona e o nível de risco que pode impor ao paciente. São considerados aplicativos de alto risco aqueles que realizam cálculos a partir de dados do paciente para auxilio do diagnóstico ou de decisões sobre o tratamento mais adequado[(67)]. Aplicativos que armazenam dados pessoais de saúde em dispositivos móveis abrem caminho para o monitoramento dos dados pelo próprio paciente. A comunicação biomédica tem um vasto campo de desenvolvimento pela frente. Enquanto a linguagem natural continuar a ser o principal meio de comunicação humana, a vocação de PLN e da IA na área biomédica será criar soluções que coloquem o paciente, cada vez mais bem informado e no controle da sua própria saúde.

REFERÊNCIAS

1. Turing AM. Computing Machinery and Intelligence. *Mind*, Volume LIX, Issue 236, October 1950, pp. 433–460.
2. Saygin, AP, Cicekli I.; Akman V. Turing Test: 50 years later, *Minds and Machines*, 2000; 10 (4): 463–518.
3. Martins RT; Nunes MGV. Noções Gerais de Tradução Automática NILC-TR-05-12 NOTAS DIDÁTICAS DO ICMC-USP (No.68) Outubro 2005 Série de Relatórios do Núcleo Interinstitucional de Linguística Computacional.
4. Pardelli G, Sassi M, Goggi S, Biagioni S. From medical language processing to BioNLP domain. Proceedings of the Eight International Conference on Language Resources and Evaluation, Dec, 2011.
5. Pratt, W, Milos G. Automated Processing of Medical English. International Conference on Computational Linguistics COLING 1969: PREPRINT NO. 10. (8).
6. Harris ZS. Methods in structural linguistics. University of Chicago Press, 1951.
7. Harris ZS. Mathematical Structures of Language. New York, Interscience Publishers, 1968.
8. Zipf GK. Human Behavior and the Principle of Least Effort: An Introduction to Human Ecology, Cambridge, Mass.: Addison-Wesley Press, Inc., 1949.
9. Mandelbrot B. Information Theory and Psycholinguistics. In B.B. Wolman and E. Nagel (ed.). Scientific psychology. Basic Books, 1965.
10. Chomsky N. Syntactic Structures. The Hague: Mouton, 1957.
11. Chomsky N. Cartesian Linguistic: A Chapter in the History of Rationalist Thought". Cambridge, Massachusetts: MIT Press, 2009.
12. Chomsky N. Aspects of the Theory of Syntax". Cambridge, Massachusetts: MIT Press, 1965.
13. Sager N. A two-stage BNF specification of natural language. pp. 39-50, 1972.
14. Sager N. Natural language information formatting: the automatic conversion of texts to a structured data base. Advances in computers. Vol. 17. Elsevier. 89-162, 1978.
15. Sager N, Friedman C, Lyman MS. Medical language processing: computer management of narrative data. Addison-Wesley Longman Publishing Co., Inc., 1987.
16. Lakoff G. Cognitive semantics. "Meaning and mental representations", 119, 154, 1988.
17. Rosch E. Principles of categorization. "Concepts: core readings", 189, 1999.
18. Kay P, Berlin B, Merrifield W. Biocultural implications of systems of color naming. "Journal of Linguistic Anthropology", 1(1), 12-25, 1991.
19. Gelsinger P. Moore's Law–The Genius Lives On. "IEEE Solid-State Circuits Society Newsletter", 11(3), 18-20, 2006.

20. Mörchen F, Dejori M, Fradkin D, Etienne J, Wachmann B, Bundschus M. Anticipating annotations and emerging trends in biomedical literature. In "Proceedings of the 14th ACM SIGKDD international conference on Knowledge discovery and data mining", pp. 954-962, 2008.

21. Pardelli G, Sassi M, Goggi S, Biagioni S. From medical language processing to BioNLP domain. In: "LREC", pp. 2049-2055, 2012.

22. Friedman C, Elhadad N. Natural language processing in health care and biomedicine. In: "Biomedical informatics" (pp. 255-284). Springer, London, 2014.

23. Cohen KB, Fox L, Ogren P, Hunter L. Corpus design for biomedical natural language processing. In: "Proceedings of the ACL-ISMB workshop on linking biological literature, ontologies and databases: mining biological semantics", pp. 38-45, 2005.

24. Kim JD, Ohta T, Tateisi Y, Tsujii JI. GENIA corpus—a semantically annotated corpus for bio-textmining. Bioinformatics, 19(suppl_1), i180-i182, 2003.

25. Neves M, Leser U. A survey on annotation tools for the biomedical literature. "Briefings in bioinformatics", 15(2), 327-340, 2014.

26. Weeber M, Mork JG, Aronson AR. Developing a test collection for biomedical word sense disambiguation. In: "Proceedings of the AMIA Symposium" (p. 746). American Medical Informatics Association, 2001.

27. Dietze H. et al. Gopubmed: Exploring pubmed with ontological background knowledge. In Bioinformatics for Systems Biology (pp. 385-399). Humana Press, 2009.

28. Bodenreider O, Cornet R, Vreeman DJ. Recent developments in clinical terminologies—SNOMED CT, LOINC, and RxNorm. "Yearbook of medical informatics", 27(1), 129, 2018.

29. Leite JS, Takahata AK, Steinberger-Elias MB. Criação e análise de amostras de corpora em português brasileiro para detecção automática de expressões complexas em textos sobre covid-19, In: "Anais do XXVII Congresso Brasileiro de Engenharia Biomédica (CBEB)". Vitória, ES, 2020.

30. Dougherty G. Pattern recognition and classification: an introduction. Springer Science & Business Media, 2012.

31. Bird S, Klein E, Loper E. Natural language processing with Python: analyzing text with the natural language toolkit. O'Reilly Media, Inc, 2009.

32. Sardinha TB. Linguística de corpus: histórico e problemática. "Delta: documentação de estudos em linguística teórica e aplicada", 16(2), 323-367, 2000.

33. Aluísio SM, Almeida GM. O que é e como se constrói um corpus? Lições aprendidas na compilação de vários corpora para pesquisa linguística. "Calidoscópio", 4(3), 156-178, 2006.

34. Jurafsky D, Martin JH. Speech and Language Processing (3rd ed. draft), [Internet]. [cited 2020 August 14]. Available from: https://web.stanford.edu/~jurafsky/slp3/

35. Barbosa JLN. et al. Introdução ao processamento de linguagem natural usando python. "III Escola Regional de Informática do Piauí", 1, 336-360, 2017.

36. Lucca JL, Nunes MGV. Lematização versus Stemming. Série de Relatórios do Núcleo Interinstitucional de Linguística Computacional, NILC-ICMC-USP, São Carlos, SP, 2002.
37. Piantadosi ST. Zipf's word frequency law in natural language: A critical review and future directions. "Psychonomic bulletin & review", 21(5), 1112-1130, 2014.
38. Teline MF. Avaliação de métodos para a extração Automática de terminologia de textos em português. ICMC-USP (Dissertação de Mestrado), São Carlos, SP, 2004.
39. Lahitani AR, Permanasari AE, Setiawan NA. Cosine similarity to determine similarity measure: Study case in online essay assessment. In 2016 4th International Conference on Cyber and IT Service Management (pp. 1-6). IEEE, 2016.
40. Ramos J. Using tf-idf to determine word relevance in document queries. In: "Proceedings of the first instructional conference on machine learning", vol. 242, pp. 133-142, 2003.
41. Alodadi M, Janeja VP. Similarity in patient support forums using tf-idf and cosine similarity metrics. In 2015 International Conference on Healthcare Informatics, pp. 521-522. IEEE, 2015.
42. Manning C, Schutze H. Foundations of statistical natural language processing. MIT press, 1999.
43. Mikolov T, Chen K, Corrado G, Dean J. Efficient estimation of word representations in vector space, 2013.
44. Mikolov T, Sutskever I, Chen K, Corrado GS, Dean J. Distributed representations of words and phrases and their compositionality. In: "Advances in neural information processing systems", pp. 3111-3119, 2013.
45. Devlin J et al. Bert: Pre-training of deep bidirectional transformers for language understanding. 2018.
46. Brown TB et al. Language models are few-shot learners, 2020.
47. Rong X. Word2vec parameter learning explained, 2014.
48. Manning CD et al. Introduction to information retrieval". Cambridge university press, 2008.
49. Hovy E, Marcu D. Automated text summarization. "The Oxford Handbook of computational linguistics, 583598", 2005.
50. Tas O, Kiyani F. A Survey Automatic Text Summarization. "Press Academia Procedia", 5(1), 205-213, 2007.
51. Gupta V, Lehal GS. A survey of text summarization extractive techniques. "Journal of emerging technologies in web intelligence", 2(3), 258-268, 2010.
52. Sherry PB. A Survey to Automatic Summarization Techniques. "International Journal of Engineering Research and General Science", 3(5), 2015.
53. Aluisio S, Gasperin C. PorSimples: Simplification of Portuguese Texts – Fostering Digital Inclusion and Accessibility: Microsoft External Research Symposium 2010. Presented at Microsoft External Research Symposium April 6-7, Redmond, Washington, 2010.

54. Paraguassu L, Finatto MJB. Simplificação, acessibilidade textual e tradução em ambientes multilíngues. "Revista GTLex", 3(2), 251-293, 2018.
55. Pavlick E, Callison-Burch C. Simple PPDB: A paraphrase database for simplification. In: Proceedings of the 54th Annual Meeting of the Association for Computational Linguistics, Volume 2: Short Papers, pp. 143-148, 2016.
56. Paetzold G, Specia L. Lexical simplification with neural ranking. In: Proceedings of the 15th Conference of the European Chapter of the Association for Computational Linguistics: Volume 2, Short Papers", pp. 34-40, 2017.
57. Carroll J. et al. Practical simplification of English newspaper text to assist aphasic readers. In: Proceedings of the AAAI-98 Workshop on Integrating Artificial Intelligence and Assistive Technology, pp. 7-10, 1998.
58. Shardlow M. A Comparison of Techniques to Automatically Identify Complex Words. In: 51st Annual Meeting of the Association for Computational Linguistics Proceedings of the Student Research Workshop, pp. 103-109, 2013.
59. Deléger L, Zweigenbaum P. Extracting lay paraphrases of specialized expressions from monolingual comparable medical corpora. In: "Proceedings of the 2nd Workshop on Building and Using Comparable Corpora: from Parallel to Non-parallel Corpora (BUCC)", pp. 2-10, 2009.
60. Elhadad N, Sutaria K. Mining a lexicon of technical terms and lay equivalents. In: "Biological, translational, and clinical language processing", pp. 49-56, 2007.
61. Specia L. Translating from complex to simplified sentences. In: International Conference on Computational Processing of the Portuguese Language, pp. 30-39, 2010.
62. Kriz R et al. Simplification using paraphrases and context-based lexical substitution. In Proceedings of the 2018 Conference of the North American Chapter of the Association for Computational Linguistics: Human Language Technologies, Volume 1 (Long Papers), pp. 207-217, 2018.
63. Paetzold GH, Specia L. A survey on lexical simplification. "Journal of Artificial Intelligence Research", 60, 549-593, 2017.
64. Zhang L et al. Combining lexicon-based and learning-based methods for Twitter sentiment analysis. "HP Laboratories, Technical Report HPL-2011", 89, 2011.
65. Brasil. Ministério da Saúde. Conselho Nacional de Saúde. "Manual Operacional para Comitês de Ética em Pesquisa", Brasília: Ministério da Saúde; 2002.
66. Netto AV, Tateyama AGP. Avaliação de tecnologia de telemonitoramento e biotelemetria para o cuidado híbrido para o idoso com condição crônica. Journal of Health Informatics, 10(4), 2018.
67. Boulos MNK et al. Mobile medical and health apps: state of the art, concerns, regulatory control and certification. "Online journal of public health informatics", 5(3), 229, 2014.

CAPÍTULO 8

Aplicação da IA em genômica médica

Luciano Rodrigo Lopes

POR muitos anos, as bases genéticas das doenças eram vistas como resultados de mutações em genes únicos. Tais doenças, conhecidas como doenças monogênicas, são consideradas raras, porém clinicamente severas. Estudos sobre a fibrose cística, por exemplo, atribuíram um grande número de casos da doença a mutações em um gene específico, conhecido como gene CFTR (do inglês, *cystic fibrosis transmembrane conductance regulator*). Dessa forma, portadores de variantes patogênicas do gene CFTR apresentam risco elevado de serem portadores da fibrose cística[1].

Um gene é um segmento de DNA (do inglês, *deoxyribonucleic acid*) que carrega informação necessária e suficiente para codificar um produto (RNA ou proteína). Os produtos dos genes, proteínas e RNAs, interagem de modo complexo, resultando em um traço fenotípico distinto (fenótipo ou característica). Mutações em múltiplos genes podem envolver um fenótipo, afetando a condição clínica do indivíduo[2]. Doenças comuns, como a diabetes tipo 2, doenças cardíacas e obesidade estão, provavelmente, associadas aos efeitos de vários genes, sendo classificadas como doenças poligênicas. Até mesmo as doenças consideradas, anteriormente, como monogênicas (anemia falciforme e fibrose cística, por exemplo) apresentaram bases genéticas mais complexas do que se acreditava, na medida em que avaliações mais amplas, como as análises genômicas, passaram a ser adotadas(3).

O desafio ao avaliar as doenças poligênicas deve-se, principalmente, às relações complexas que os genes possuem entre si. Por isso, entende-se que o genoma não é simplesmente uma reunião de genes em ordem aleatória, mas sim um conjunto de todos os genes juntamente com outras informações genéticas regulatórias (Figura 8.1). Em um genoma, redes complexas são formadas pela integração de genes e sequências regulatórias, que possuem funções variadas (muitas delas a serem desvendadas), e que foram sendo compostas ao longo de milhões de anos de evolução(2)(4)(5).

As bactérias mantêm seu genoma livre no citoplasma, já os eucariotos abrigam-no no núcleo de forma compacta, ou seja, o genoma é empacotado na forma de cromossomos. Compactar o material genético é importante, principalmente devido ao grande número de nucleotídeos que compõem o genoma. Ao todo, o genoma humano é composto por mais de seis bilhões de nucleotídeos. Um indivíduo possui dois conjuntos de 23 cromossomos em cada célula somática, sendo, um conjunto cromossômico de origem materna e outro conjunto de origem paterna. Conforme os organismos proliferam ou se reproduzem, cópias do material genético são replicadas e transferidas à prole. Por isso, as gerações subsequentes herdam as mesmas características de seus ancestrais diretos. Essa propriedade, a herdabilidade, é um dos principais requisitos para a evolução e está intimamente associada a doenças(2)(6).

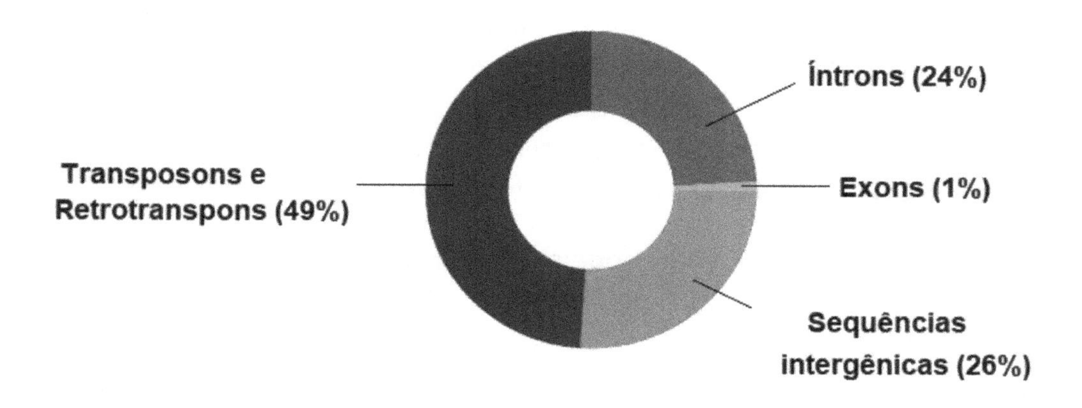

Figura 8.1: Proporção de íntrons*, éxons, sequências intergênicas, retrotransposons e transposons do genoma humano.

Um organismo não é capaz de transmitir uma réplica exata de seu material genético, sem erros, aos seus descendentes, pois a maquinaria molecular enzimática responsável pela replicação comete erros ao longo do procedimento. E essa característica varia de acordo com cada organismo. Os vírus, por exemplo, apresentam uma alta taxa de erros durante sua replicação, enquanto os procariotos são capazes de reproduzir (replicar) cópias genômicas de modo mais fidedigno, pois conseguem corrigir erros ao longo da replicação genética(7). Já os eucariotos possuem maior eficácia durante o processo de replicação e possuem mecanismos de correção bem desenvolvidos, que tornam a taxa mutacional bastante reduzida, quando comparada com vírus e procariotos(2).

* Íntrons e éxons são regiões do genoma que compõem os genes. O íntron é uma sequência de nucleotídeos que faz parte de um gene, mas é excluída durante o processo de tradução – produção de RNA ou proteína. O éxon, ao contrário do íntron, é uma sequência de nucleotídeos que é mantida para a codificação de um produto gênico (RNA ou proteína). Sequências intergênicas, ou regiões intergênicas, são extensas de nucleotídeos, não-codificantes, que compreendem intervalos entre os genes. Transposons ou retrotransposons são sequências de nucleotídeos capazes de mudar de posição no genoma.(2)(6)

Ainda assim, apesar de possuir uma maquinaria de replicação de DNA eficiente e com mecanismos capazes de corrigir erros, os humanos apresentam uma diferença de 0,1% entre si. Os erros de replicação causam variações genômicas que levam a diferenças dentro da nossa espécie. Essas diferenças no genoma determinam, por exemplo, a aparência de cada um de nós e o risco a várias doenças que poderemos ter(7).

Os erros, ou mutações, podem ocorrer em células somáticas, que são células não-reprodutivas, por isso são chamadas de mutações somáticas. Na maioria das vezes as mutações somáticas não são significativas e não causam déficit funcional. Mesmo assim, caso haja prejuízo funcional, as células mutantes podem ser inviabilizadas (eliminadas por apoptose – morte celular programada) para não comprometer o organismo. Entretanto, algumas mutações somáticas podem trazer consequências sérias à saúde, como o surgimento de tumores ou desvio funcional. Outra categoria de alterações genéticas são as mutações germinativas, ou seja, são mutações que ocorrem em gametas (células germinativas) ou em células que produzem os gametas. Consequentemente, as futuras gerações de organismos carregarão essas alterações em todas as suas células(2)(6).

As mutações são substituições de bases nucleotídicas que envolvem a troca de um nucleotídeo por outro. Por exemplo, durante a replicação, o nucleotídeo timina (T) pode ser inserido no lugar de um nucleotídeo guanina (G). Embora uma substituição altere apenas um único nucleotídeo em um único gene, essa mutação pode ter um impacto significativo na produção de uma proteína. Outros tipos de mutações que são vistos com relativa frequência são as mutações de inserção ou deleção (ou *indels*). Uma mutação por inserção ocorre quando uma base nucleotídica é adicionada por engano à fita de DNA durante a replicação.(2) Quando um nucleotídeo é omitido, durante a replicação, a nova fita passa a apresentar uma mutação por deleção. Um exemplo famoso de deleção foi identificado em um gene que codifica o receptor CCR5 em humanos. A deleção parcial do gene tornou a proteína CCR5 sem função, mas não afeta clinicamente o indivíduo portador da mutação. No entanto, esse receptor é útil para que o HIV-1 invada a célula humana, mas quando o vírus se depara com a proteína CCR5 alterada, sua entrada na célula humana torna-se comprometida, favorecendo o portador da mutação[8][9]. Apesar de casos de mutação garantirem vantagens, frequentemente, mutações podem comprometer a funcionalidade ou estrutura celular ou tecidual.

As mutações garantem a variação genética entre indivíduos de uma população ou espécie. A diversidade genética varia globalmente entre as populações. A variação genética nas populações surge por causa de novas mutações que ocorrem em cada geração. A seleção natural pode favorecer certas variantes em populações expostas a ambientes específicos, levando a um aumento nas frequências de variantes que podem influenciar o risco de doenças, ou diminuir a frequência de uma variante, quando esta for desfavorável. As expansões populacionais podem levar a um aumento na variação dentro das populações devido a novas mutações que ocorrem dentro da prole em cada geração[10].

Com grande volume de dados genômicos prontamente disponível, temos uma maior compreensão da variação genética em escala populacional e, cada vez mais, as abordagens para integração de dados com registros médicos eletrônicos podem auxiliar na caracterização dos fenótipos. Porém, a integração de dados genômicos junto à clinica é uma abordagem recente. Considerando que o genoma humano foi sequenciado na década passada[11][12], foi nos últimos anos que o sequenciamento de genomas tornou-se mais popular, devido ao avanço tecnológico de sequenciamento e custos mais acessíveis.

Bem antes da conclusão do "Projeto Genoma Humano", os pesquisadores começaram a desenvolver ferramentas para detectar diferenças genéticas entre indivíduos. Quando os cientistas concordaram em usar a única sequência de "referência" do genoma humano gerada pelo "Projeto Genoma Humano", ficou mais fácil determinar as diferenças entre os genomas das pessoas em uma escala muito maior. Desde então, aprendeu-se que os genomas humanos diferem uns dos outros em todos os sentidos: às vezes em uma única base, às vezes em pedaços de milhares de bases.

O esboço inicial do genoma humano foi publicado pela primeira vez em 2001[11][12]. O genoma consistia em um conjunto de sequências dos genomas de 20 indivíduos que responderam a um anúncio de voluntários no Buffalo News, jornal de Buffalo, Nova York, EUA, para integrar o projeto. Para sequenciar o genoma desses indivíduos, a partir de uma amostra de sangue, o DNA foi extraído e cortado em pedaços de ~150–200 mil nucleotídeos, que foram inseridos em cromossomos bacterianos artificiais (BACs) para serem sequenciados. A primeira montagem do genoma foi considerada de referência para as demais montagens[11][13].

A conclusão do sequenciamento do genoma humano gerou especulações sobre seu potencial para a medicina clínica. Esperava-se que, em um curto prazo, a compreensão das bases genéticas das doenças promoveria terapias mais direcionadas. No entanto, naquele momento, muitas perguntas foram levantadas para o entendimento do genoma humano, e devido a limitações técnicas e custo excessivo do sequenciamento genômico, a velocidade da aplicação da genômica na medicina foi de menor impacto. Porém, com o desenvolvimento da tecnologia de sequenciamento de última geração ou NGS (do inglês, *next generation sequencing*) e o declínio contínuo de seu custo, a descoberta de muitos genes envolvidos com doenças têm permitido a aplicação do conhecimento nas áreas da genética e genômica junto ao seguimento médico de pacientes de modo individualizado.

O NGS é uma técnica de alto rendimento e permite a detecção de deleções e duplicações em resolução aumentada compreendendo todo o genoma – podendo ser aplicado para doenças não diagnosticadas em que nenhum gene candidato foi identificado[14]. Os laboratórios ampliaram os painéis de genes usando abordagens de sequenciamento de última geração para incluir muito mais genes. Até mesmo os genes para os quais a causalidade de associação junto a uma doença é menos estabelecida. Conforme o uso do NGS passou a ser amplamente adotado em diversos centros de pesquisa, os sequenciamentos em grandes populações foram aplicados para descoberta de variantes de nucleotídeos únicos (*single nucleotides variants* - SNVs). Essas abordagens foram bem-sucedidas para a descoberta de associações entre fenótipos e SNVs de pequeno efeito na maioria das regiões não codificantes do genoma[14].

No entanto, antes de identificar as variantes presentes em um genoma, *pipelines* de bioinformática são usados para reconstruir uma sequência do genoma a partir das leituras sequenciadas. Após a reconstrução da sequência do genoma, é possível identificar variantes no genoma – que são pontos específicos presentes no genoma sequenciado que variam quando comparados a um genoma de referência. Um dos principais objetivos das iniciativas de sequenciamento em larga escala é o avanço da genômica médica, acelerando a identificação e a compreensão de variantes genéticas associadas a doenças.

A análise genômica vem ganhando espaço crescentemente devido à potencial abordagem para tratamento e prevenção de doenças, levando em consideração a variabilidade individual genética e estilo de vida de cada pessoa. Esse conceito é conhecido como genômica médica, medicina de precisão ou medicina personalizada. Ao contrário do tradicional método empírico, a medicina personalizada tem a pretensão de transmitir o princípio de que a terapêutica deve ser desenvolvida para indivíduos únicos, aumentando o sucesso terapêutico e apresentando menores riscos ao paciente. Cada vez mais, subgrupos de pacientes podem ser definidos, frequentemente por genômica, e direcionado de maneiras mais específicas.

As variações genéticas que podem causar diferenças nos fenótipos estão presentes com maior frequência em indivíduos portadores da doença (casos) do que em indivíduos sem a doença (controles) (Figura 8.2). A análise de associação genômica ampla (do inglês, *genome wide association study* - GWAS) é um método de análise útil para identificar associações entre SNVs em indivíduos com fenótipo (incluindo doenças). Por isso, o GWAS tem sido amplamente explorado como abordagem para estudos em genômica e de medicina de precisão[15][16]. O GWAS permite descobrir e analisar as variantes comuns em uma série de indivíduos, com ou sem um traço específico (por exemplo, a característica clínica de uma doença), usando SNVs de todo o genoma.

As variantes associadas à doença são encontradas com uma frequência maior nos casos do que nos controles. A análise estatística é realizada para indicar a probabilidade de uma variante estar associada a uma característica. O valor de p (*p-value*) indica a significância da diferença na frequência do alelo (forma variante de um gene) testado entre casos e controles, ou seja, a probabilidade de que o alelo esteja provavelmente associado ao traço. Os resultados de GWAS são frequentemente exibidos em um gráfico *manhattan plot* (Figura 8.2) com os valores de análises estatísticas, apresentados em -log10 (valor *p*), plotado contra as respectivas posições de SNVs no genoma.

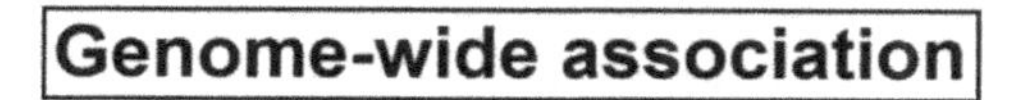

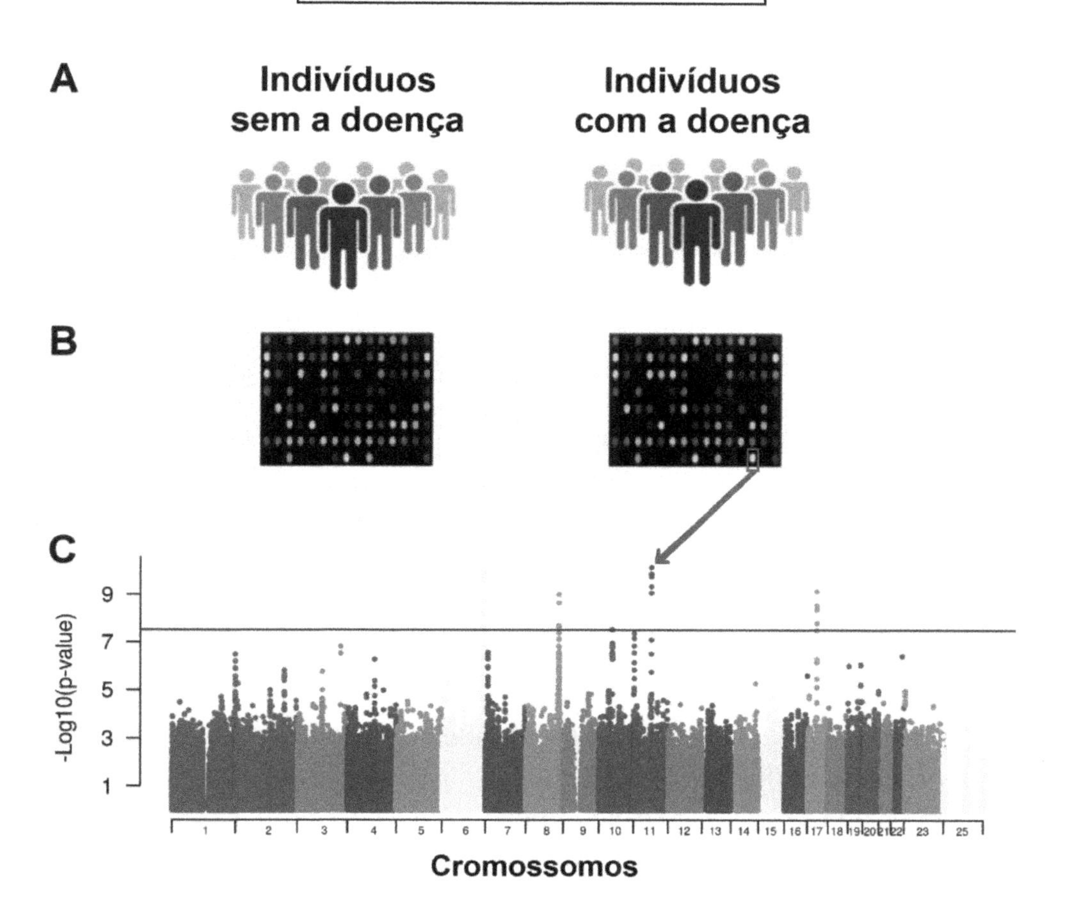

Figura 8.2: Representação esquemática da análise de GWAS.[17] (A) Indivíduos portadores da doença (casos) e indivíduos sem a doença (controles). (B) Teste para detecção de variantes (SNVs) em casos e controles. Retângulo vermelho no teste de indivíduos com a doença aponta a identificação de um SNV com maior frequência nesse grupo. (C) Gráfico *Manhattan plot* indicando os SNVs com menores valores de significância estatística (*p-value*). Seta vermelha indica um dos SNVs encontrados em doentes, com valor de grande significância estatística.

O propósito clínico da genômica médica é fornecer diagnósticos e previsões do risco futuro de doenças. As doenças comuns são o resultado de uma interação complexa entre fatores de risco genéticos herdados, exposições ambientais e comportamentos. A combinação entre a avaliação genética com informações sobre outros fatores de risco permite melhorar a probabilidade de uma projeção de curto prazo do risco de uma doença. Os sistemas de IA podem ser úteis, na medida em que para previsão de genótipo para fenótipo, os sistemas se baseiam na integração de uma variedade de tipos de dados dos pacientes com ou sem relação direta com as doenças(18)(19)(20). Por meio do desenvolvimento de sistemas computacionais é possível executar tarefas que normalmente exigem inteligência humana. Os sistemas de IA (mais especificamente os sistemas de aprendizado de máquina, o que inclui o *deep learning*) são capazes de identificar padrões que possam ser reconhecíveis, ou não, pelos humanos, para gerar conclusões sobre dados de saúde de uma maneira análoga à interpretação humana(18). Aplicando um grande conjunto de dados, complexos e interpretáveis, os algoritmos de *deep learning* passam a aprender e reconhecer os dados. Os avanços em *softwares* e *hardwares*, especialmente, os algoritmos de *deep learning* e as unidades de processamento gráfico (*graphics processing units* - GPUs) geraram um interesse crescente em aplicações de IA para as áreas médicas, como a genômica e a medicina de precisão(18)(19).

No contexto do diagnóstico clínico, a IA é definida como qualquer sistema de computador capaz de interpretar os dados clínicos. Esses sistemas são treinados com dados de saúde que geralmente são interpretados por humanos e que foram minimamente processados antes da exposição ao sistema. Por exemplo, imagens clínicas que foram rotuladas e interpretadas por um especialista(18). O sistema de IA, então, aprende a executar a tarefa de interpretação a partir de novos dados de saúde, da mesma forma que é realizado o diagnóstico de uma doença na rotina clínica(19). A combinação de fatores de risco não-genéticos com dados genéticos melhora significativamente a precisão dos modelos de doenças. Os algoritmos de IA, com um volume apropriado de dados, são excelentes para dissecar as relações causais complexas entre os fatores de risco genéticos e não-genéticos.

Um dos principais tipos de sistemas inteligentes é baseado na tarefa de interpretação de imagens por meio da visão computacional. Este sistema mostra-se bastante adequado para lidar com tipos específicos de tarefas de diagnóstico clínico[(21)]. A visão computacional tem sido útil para a interpretação de imagens radiológicas. Além disso, também é útil para a identificação de elementos reguladores funcionais no genoma humano de maneira análoga àquela em que padrões de pixel são detectados em imagens por rede neural convolucional (CNNs) [(22)]. Por meio de *deep learning*, a interpretação de imagens histopatológicas de câncer de pulmão é capaz de identificar células neoplásicas, determinar seu tipo e prever quais mutações somáticas estão presentes no tumor. Da mesma forma, o reconhecimento de imagem facial pode ser usado para identificar doenças genéticas raras e para orientar o diagnóstico molecular[(23)(24)].

Esse tipo de abordagem de IA pode extrair características fenotípicas de imagens médicas a fim de fornecer recomendações de testes moleculares de maneira semelhante à realizada por um patologista experiente. Por exemplo, um algoritmo de análise de imagem facial baseado em CNN, o DeepGestalt, tem superado as expectativas ao realizar diagnósticos moleculares[(23)]. O DeepGestalt interpreta as sequências genômicas, combinando-as com características fenotípicas extraídas de fotografias faciais, para identificar com precisão as variantes patogênicas candidatas para mais de uma centena de doenças monogênicas.[(25)] Muitas variantes patogênicas têm sido identificadas por meio da análise facial e prontamente confirmadas com análise molecular do paciente. Mas nem sempre é possível realizar análises moleculares para identificar as causas de distúrbios clínicos. Dessa forma, a IA pode preencher a lacuna para definir os fenótipos derivados de imagens e sua provável fonte genética.

Outra aplicação na área médica é a análise de série temporal. Este sistema permite o processamento de dados temporais para prever observações futuras, para identificar um estado discreto resultante de uma sequência de observações ou para detectar anomalias em uma sequência de observações. Algoritmos de série temporal podem ser aplicados a dispositivos médicos que produzem sinais de saída contínuos, como resultados de eletrocardiogramas, por exemplo. A IA aplicada a eletrocardiogramas pode detectar e classificar arritmias, especialmente fibrilação atrial, bem como disfunção contrátil cardíaca, além de anormalidades do ritmo cardíaco, quando associada com dados de análises químicas do sangue(18). A análise de série temporal também tem sido aplicada aos dados que não são ordenados temporalmente, como é o caso das sequências de DNA. Quando aplicados a dados de sequência genômica, algoritmos de série temporal parecem ser especialmente eficazes na detecção de elementos de sequência de DNA para determinar a função de genes, indicar *splicing* genético e identificar sequências de DNA reguladores(26)(27).

Outra promissora aplicação é o processamento de linguagem natural ou NLP (do inglês, *natural language processing*). Os algoritmos de NLP identificam, por exemplo, quebra de frase, marcação de partes do discurso e padronização de formas de palavras flexionadas, seguido por análise semântica para extrair significado. Uma ampla variedade de arquiteturas de redes neurais foi desenvolvida para NLP – CNNs têm sido aplicadas para extrair interpretações de texto, enquanto que RNNs (do inglês, *recurrent neural networks*) para tradução de linguagem(18)(22). Quando combinados com dados genômicos, os métodos baseados em NLP têm sido usados para prever diagnósticos de doenças raras e para conduzir análises genéticas baseadas em fenótipos, resultando em diagnósticos moleculares com precisão similar ao diagnóstico realizado por especialistas(20)(28). O diagnóstico baseado em IA acoplado a um sistema de interpretação de genoma pode produzir diagnósticos genéticos de forma rápida e eficiente. Um sistema de NLP projetado para extrair descrições fenotípicas automaticamente de dados de pacientes pediátricos com doenças raras, corrobora a interpretação humana de especialistas em 97% dos casos(28). Outro sistema de NLP para uso em pacientes adultos, combinando dados genômicos com registros eletrônicos em saúde, foi capaz de identificar condições monogênicas que ainda não tinham sido observadas[29].

Esses resultados sugerem que as abordagens de mapeamento de fenótipo para genótipo com base em IA podem melhorar significativamente o rendimento diagnóstico dos testes genéticos e a identificação de indivíduos com doenças genéticas não reconhecidas. Muitas questões e problemas em saúde podem ser tratados por um grupo específico de algoritmos de *deep learning*. Algoritmos de *deep learning* têm se mostrado promissores para uma variedade de tarefas na área de genômica médica. É possível que ferramentas de IA mais generalizadas se tornem o padrão nessas áreas, especialmente para tarefas de genômica clínica em que a inferência de dados complexos é uma tarefa frequentemente recorrente. Entende-se que o desenvolvimento de sistemas inteligentes combinando dados em saúde não-genéticos com dados genéticos, deverão contribuir com o aprimoramento da jornada do paciente.

REFERÊNCIAS

1. WHO. The molecular genetic epidemiology of cystic fibrosis : report of a joint meeting of WHO/IECFTN/ICF(M)A/ECFS, Genoa, Italy, 19 June 2002 [Internet]. 2004 [cited 2020 Sep 4]; Available from: https://apps.who.int/iris/handle/10665/68702
2. Matioli SR, Fernandes FM de C. Biologia molecular e evolução. Holos; 2012. 249 p.
3. Antonarakis SE, Beckmann JS. Mendelian disorders deserve more attention. Nature Reviews Genetics. 2006 Apr; 7(4):277–82.
4. Carey N. Junk DNA: A Journey Through the Dark Matter of the Genome. Icon Books; 2015. 278 p.
5. Zaha A, Ferreira HB, Passaglia LMP. Biologia Molecular Básica. ARTMED; 416 p.
6. Ryan F. The Mysterious World of the Human Genome. HarperCollins UK; 2015. 311 p.
7. Ryan F. Virolution. HarperCollins UK; 2013. 402 p.
8. Ni J, Wang D, Wang S. The CCR5-Delta32 Genetic Polymorphism and HIV-1 Infection Susceptibility: a Meta-analysis. Open Med (Wars). 2018;13:467–74.
9. Rigato PO, Hong MA, Casseb J, Ueda M, de Castro I, Benard G, et al. Better CD4+ T cell recovery in Brazilian HIV-infected individuals under HAART due to cumulative carriage of SDF-1-3'A, CCR2-V64I, CCR5-D32 and CCR5-promoter 59029A/G polymorphisms. Curr HIV Res. 2008 Sep;6(5):466–73.
10. Gurdasani D, Barroso I, Zeggini E, Sandhu MS. Genomics of disease risk in globally diverse populations. Nature Reviews Genetics. 2019 Sep;20(9):520–35.
11. Lander ES, Linton LM, Birren B, Nusbaum C, Zody MC, Baldwin J, et al. Initial sequencing and analysis of the human genome. Nature. 2001 Feb;409(6822):860–921.
12. Venter JC, Adams MD, Myers EW, Li PW, Mural RJ, Sutton GG, et al. The sequence of the human genome. Science. 2001 Feb 16;291(5507):1304–51.
13. Sherman RM, Salzberg SL. Pan-genomics in the human genome era. Nature Reviews Genetics. 2020 Apr;21(4):243–54.
14. Grada A, Weinbrecht K. Next-generation sequencing: methodology and application. J Invest Dermatol. 2013 Aug; 133(8):e11.
15. McCarthy MI, Abecasis GR, Cardon LR, Goldstein DB, Little J, Ioannidis JPA, et al. Genome-wide association studies for complex traits: consensus, uncertainty and challenges. Nat Rev Genet. 2008 May; 9(5):356–69.
16. Bodily PM, Fujimoto MS, Page JT, Clement MJ, Ebbert MTW, Ridge PG, et al. A novel approach for multi-SNP GWAS and its application in Alzheimer's disease. BMC Bioinformatics. 2016 Jul 25; 17(7):268.
17. EMBL-EBI. What are genome wide association studies (GWAS)? | GWAS Catalog [Internet]. [cited 2020 Sep 5]. Available from: https://www.ebi.ac.uk/training-beta/online/courses/gwas-catalogue-exploring-snp-trait-associations/what-is-gwas-catalog/

what-are-genome-wide-association-studies-gwas/

18. Dias R, Torkamani A. Artificial intelligence in clinical and genomic diagnostics. Genome Medicine. 2019 Nov 19; 11(1):70.
19. Álvarez-Machancoses Ó, DeAndrés Galiana EJ, Cernea A, Fernández de la Viña J, Fernández-Martínez JL. On the Role of Artificial Intelligence in Genomics to Enhance Precision Medicine. Pharmgenomics Pers Med. 2020 Mar 19; 13:105–19.
20. Liang H, Tsui BY, Ni H, Valentim CCS, Baxter SL, Liu G, et al. Evaluation and accurate diagnoses of pediatric diseases using artificial intelligence. Nat Med. 2019; 25(3):433–8.
21. Torkamani A, Andersen KG, Steinhubl SR, Topol EJ. High-Definition Medicine. Cell. 2017 Aug 24; 170(5):828–43.
22. Zou J, Huss M, Abid A, Mohammadi P, Torkamani A, Telenti A. A primer on deep learning in genomics. Nat Genet. 2019; 51(1):12–8.
23. Gurovich Y, Hanani Y, Bar O, Nadav G, Fleischer N, Gelbman D, et al. Identifying facial phenotypes of genetic disorders using deep learning. Nat Med. 2019; 25(1):60–4.
24. Dolgin E. AI face-scanning app spots signs of rare genetic disorders. Nature [Internet]. 2019 Jan 7 [cited 2020 Sep 4]. Available from: https://www.nature.com/articles/d41586-019-00027-x
25. Hsieh T-C, Mensah MA, Pantel JT, Aguilar D, Bar O, Bayat A, et al. PEDIA: prioritization of exome data by image analysis. Genetics in Medicine. 2019 Dec; 21(12):2807–14.
26. Leung MKK, Xiong HY, Lee LJ, Frey BJ. Deep learning of the tissue-regulated splicing code. Bioinformatics. 2014 Jun 15; 30(12):i121-129.
27. Jaganathan K, Kyriazopoulou Panagiotopoulou S, McRae JF, Darbandi SF, Knowles D, Li YI, et al. Predicting Splicing from Primary Sequence with Deep Learning. Cell. 2019 24; 176(3):535-548.e24.
28. Clark MM, Hildreth A, Batalov S, Ding Y, Chowdhury S, Watkins K, et al. Diagnosis of genetic diseases in seriously ill children by rapid whole-genome sequencing and automated phenotyping and interpretation. Sci Transl Med. 2019 24; 11(489).
29. Bastarache L, Hughey JJ, Hebbring S, Marlo J, Zhao W, Ho WT, et al. Phenotype risk scores identify patients with unrecognized Mendelian disease patterns. Science. 2018 16; 359(6381):1233–9.

CAPÍTULO 9

Aplicação prática da ciência de dados em saúde

Ana Cláudia de Assis Rocha Pinto

O surgimento da IA como uma ferramenta para apoiar os cuidados de saúde pode oferecer oportunidades inovadoras na melhoria dos resultados para os pacientes, para a equipe clínica, na sustentabilidade financeira da saúde, e principalmente, impactar positivamente as ações de melhoria da saúde da população. Os algoritmos demandam um treinamento em um montante significativo de dados para alcançarem os níveis de desempenho desejados[1][2].

A redução dos custos de armazenamento e a evolução da tecnologia, associadas a uma grande produção de dados pelos indivíduos, criou condições favoráveis para uma coleta exponencial de dados de saúde, criando um grande ecossistema de assistência médica. Esse cenário, associado às tecnologias vestíveis (*wearables*) transformaram o setor de saúde em um ambiente heterogêneo, mas produtor de uma grande quantidade de dados.[3] O armazenamento passa a ser o primeiro desafio. Além disso, persiste a dificuldade para a integração desses dados, que continuam em ambientes que não se comunicam. Outro ponto importante é que além de estarem em ambientes diferentes, não é fácil encontrar um código único ou chave primária que possa ligar esses dados entre si. Essa comunicação dentro de um ecossistema e a presença de uma chave primária que conecte esses dados é fundamental para que aproveitemos bem os dados que estarão cada vez mais disponíveis.

Associado às questões de armazenamento e da chave primária para conectar os dados, há ainda o desafio da qualidade e confiabilidade dos dados em saúde. Essa é uma lacuna no setor privado, bastante relacionada aos dados de sinistros das operadoras de saúde no Brasil. Com o intuito de melhorar a padronização das denominações dos procedimentos e desenvolver uma codificação clínica comum para o mercado de saúde privado, a agência nacional de saúde (ANS) criou a "Terminologia Unificada da Saúde Suplementar" (TUSS), que passou a ser obrigatória em 2010. Essa ação colaborou na unificação da terminologia dos dados, mas não resolveu totalmente o problema. Assim como para os dados da base de sinistro das operadoras de saúde, também é importante que o significado semântico de outras fontes de dados, como exames laboratoriais, por exemplo, seja mapeado de forma estruturada. Citaremos aqui o LOINC* (*"Logical Observation Identifiers, Names, and Codes"*) e o CID-10 ("Classificação Internacional de Doenças"), mas existem outros dados que podem estar disponíveis para cada análise desejada.

Outro desafio a ser vencido é o excesso de expectativa sobre o potencial da IA aplicado na prática para resultados no curto e médio prazo. Roy Amara, co-fundador do *"Institute for the Future"*, nos

* LOINC – É o acrônimo para *"Logical Observation Identifiers, Names, and Codes"*. Trata-se de um sistema de código universal para identificar informações clínicas em registros eletrônicos. Embora o *Regenstrief Institute* detenha os direitos autorais do LOINC, este versátil sistema está disponível gratuitamente em: *www.loinc.org*.

recorda que "tendemos a superestimar o efeito de uma tecnologia no curto prazo e subestimar o efeito no longo prazo" [4].

Por fim, mas não menos importante, é que a aplicação da IA, na prática, não está relacionada apenas à evolução dos dados ou ao avanço do poder da computação. Aumentar a velocidade e o armazenamento da máquina cria uma calculadora melhor, mas que ainda não atinge seu potencial máximo sem que tenhamos pensadores melhores. Esses pensadores serão fundamentais, pelo menos em um futuro próximo, para resolver questões de *design* e conceito em pesquisas de IA, principalmente no que envolve o bom senso, enquadramento, raciocínio abstrato e criatividade[5]. Por esta questão, vale lembrar que o conhecimento do negócio, que leva à formulação das perguntas certas a serem respondidas, agregará valor durante um bom tempo na aplicação da IA na solução das questões em saúde.

Existem duas questões práticas que serão abordadas. A primeira está relacionada à como utilizar grandes quantidades de dados, de diferentes fontes, que possibilitem análise adequada e integrada aos cuidados clínicos. A segunda aborda como as inovações podem ser usadas para melhorar os resultados dos modelos de saúde aplicados na população? São discutidos nesse capítulo, três *cases* de *real world evidence* (RWE) demonstrando como os dados estruturados, disponíveis na maioria as empresas, são importantes para desenvolver estratégias fundamentadas em *Data Science*. Também serão apresentados os valores agregados ao negócio, além das pessoas envolvidas nos programas clínicos de gestão populacional de saúde.

Muitas vezes, buscamos conjuntos grandes de dados, ou mesmo, dados não estruturados que são relevantes para intervenções em saúde. No entanto, é importante lembrar que existem dados disponíveis, de forma estruturada, que também podem responder perguntas relevantes do sistema de saúde. Vale a reflexão que a transformação digital e a aplicação de ferramentas de IA versam sobre aplicação de tecnologia, mas também, sobre pessoas e suas habilidades na análise de dados. É possível comprar praticamente qualquer tecnologia ou ferramenta, mas a capacidade de se adaptar a um futuro ainda mais digital, e baseado em dados, depende do desenvolvimento da próxima geração de profissionais com as habilidades adequadas, e do correto equilíbrio entre oferta e demanda de talentos[18]. O profissional que entende os dados e pode explicar isso ao negócio é o verdadeiro unicórnio. Essa é a habilidade mais difícil de contratar, segundo Charles Thomas PhD, *Chief Data & Analytics Officer* em uma palestra na conferência da *Wharton Customer Analytics*[19].

A maioria dos conceitos da IA não são novos. No entanto, os avanços combinados podem, agora, traduzir modelos teóricos em tecnologias utilizáveis. Isso marcará uma mudança fundamental nas expectativas para a próxima geração de médicos e de serviços de saúde[11]. Por exemplo, uma equipe ambulatorial intensiva não precisa atender a todos, mas pode ser direcionada apenas aos pacientes que os sistemas de IA preveem com alto risco de morbidade[12]. Todos esses avanços na IA e no ML são maravilhosos. Mas também nos faz questionar o que nos torna humanos. Estudos sobre o efeito placebo, por exemplo, nos mostram que o contexto psicológico e social, da confiança e conexão (aspectos psicológicos que não são redutíveis a um algoritmo) não pode ser ignorado nos tratamentos dos pacientes. Precisam ser mais bem entendidas, do ponto de vista de mecanismo de ação, e precisam ser aplicadas. Precisamos incentivar as pessoas a descobrir maneiras de aproveitá-las na saúde[20]. Os *cases* que ilustram este capítulo demonstram que a aplicação prática traz valor à sociedade e contribui para a sustentabilidade financeira na área de saúde.

CASE #1

Objetivo: Desenvolver um programa de saúde populacional onde houvesse melhoria de saúde das pessoas envolvidas, com custos adequados para o financiador e com a melhor experiência possível para o usuário final.

Um dos maiores desafios para sustentabilidade em saúde é cumprir o *Triple Aim* do *Institute for Healthcare Improvement* (IHI) [6]. Trata-se de uma abordagem para otimizar o desempenho dos sistemas de saúde. A IHI acredita que os projetos em saúde devem ser desenvolvidos para buscar simultaneamente três dimensões, denominadas de "objetivo triplo": melhorar a experiência de atendimento do paciente (incluindo qualidade e satisfação); melhorar a saúde das populações; e reduzir o custo per capita dos cuidados com saúde.

Para atingir esse objetivo em sua amplitude, a análise de dados pode ser o fator determinante durante toda a jornada. Onde há espaço para agregar valor ao paciente, ao mesmo tempo em que mantem-se a sustentabilidade econômica do sistema? Onde estão os maiores custos? Quais deles são evitáveis?

As ferramentas de *Data Analytics* associadas ao conhecimento clínico e do negócio podem ajudar a encontrar essas respostas. Mas não basta ter um norte vago para ação. É preciso definir o caminho e os pontos onde há oportunidade de intervenção. Em seguida, construir um projeto que atue sobre esses pontos, e por último, medir os resultados alcançados, tanto do ponto de vista clínico, como do ponto vista econômico e para o negócio.

O trabalho é iniciado analisando o banco de dados de sinistro das operadoras, que é, geralmente, o dado mais acessível. O primeiro desafio está na qualidade dos dados utilizados para o sucesso da análise. Isto é explicado na expressão: *"Garbage in, Garbage out"** (GIGO). GIGO faz referência ao fato que, na área da ciência da computação, as máquinas utilizam processos de transformação lógica, não sendo capacitadas, até o momento, para uma análise crítica.

Desta forma, processam todos os dados imputados, mesmo que eles não façam sentido para a solução do problema em questão (lixo entra) e, consequentemente, produzem respostas inadequadas ou

* GIGO - *Garbage in, garbage out* é uma expressão em inglês atribuída ao técnico da IBM George Fuechsel que significa, literalmente, "lixo entra, lixo sai".

enviesadas, que não respondem à pergunta ou confundem ainda mais (lixo sai). Isso significa que, mesmo que um programa tenha sido construído corretamente para interpretar um conjunto de dados, se eles forem da má qualidade, os erros podem ser incorporados e reproduzidos. Portanto, para se obter o resultado desejado de qualquer análise, é necessário que os dados sejam corretos e confiáveis.

Historicamente, a base de dados de sinistro das operadoras foi construída para controle financeiro, e não para obter dados para a gestão de saúde. É necessário, portanto, a transformação e qualificação desses dados para se obter as respostas clínicas desejadas associadas às respostas financeiras. Os dois componentes precisam andar juntos. Essa transformação é relativamente simples de ser realizada, apesar de trabalhosa. O ponto mais importante para o sucesso dessa qualificação da base de dados é ter clareza sobre o objetivo a ser atingido, tanto do ponto de vista clínico como de negócio. Depois desta etapa vencida, os pontos seguintes são mais trabalhosos do que complexos. A próxima etapa é a criação de uma Tabela Única Padrão de Procedimentos (TUPP). A criação da TUPP envolve os seguintes passos:

- Criação de uma base estruturada para o recebimento de diversos tipos de dados (*Data Lake*), incluindo a base de sinistros da empresa/ operadora em questão. Lembrando que pode haver mais de uma operadora nos casos de clientes corporativos.

- Padronização da TUPP utilizando como base a tabela TUSS*, para criar uma base única de procedimentos, com o mesmo código, de acordo com a lógica clínica de agrupamento dos procedimentos. Base utilizada neste *case*: Padrão TISS.

---

* É o resultado do trabalho conjunto realizado pela Agência Nacional de Saúde Suplementar (ANS), Associação Médica Brasileira (AMB) e o Comitê de Padronização das Informações em Saúde Suplementar (COPISS). Essa terminologia utiliza como base a Classificação Brasileira Hierarquizada de Procedimentos Médicos (CBHPM). A tabela TUSS padroniza os códigos e nomenclaturas dos procedimentos médicos, em total harmonia com as informações coletadas na rede privada de saúde, determinadas pela troca de informações sobre suplementos de saúde (TISS) - padrão obrigatório para trocas eletrônicas de dados instituído pela ANS por normativa resolução 305 de 2012.

Representação de Conceitos em Saúde - *Complete list of TUSS codes from tables 18, 19, 20 e 22 as ANS standard, last current version: TISS 3.03.00*. Exemplo de agrupamento clínico segundo a versão 2016 da tabela TUSS:

1. Consultas ambulatoriais;
2. Exames;
3. Terapia grupo 1*;
4. Terapia grupo 2**;
5. Internação;
6. Consultas de Pronto-Socorro e exames gerados;
7. Outros.

Neste momento, você deve estar se perguntando por que criar a TUPP se já existe a TUSS? Embora a TUSS não pretenda ser aplicada como fator de remuneração de serviços médico-hospitalares, a codificação TUSS exige sinergia de classificações em todas as tabelas. Inclusive, aquelas envolvendo preços de procedimentos, contribuindo para a construção de um patamar de interoperabilidade no segmento de saúde privada. O grande problema é que a construção da tabela TUSS deu o amálgama de várias outras classificações já existentes no mercado. Com isso, até recentemente, ainda havia alguns erros de duplicidade ou falta de códigos. Em alguns casos havia referências citadas no TUSS que não se refletiam na ANVISA, ou um único código TUSS para vários modelos do mesmo produto. Isso levou às operadoras a manterem uma

---

* Foram considerados os seguintes itens: Hemoterapia, Litotripsia extracorpórea, Quimioterapia, Terapia Renal Substitutiva, Imunoterapia, Pulsoterapia, Braquiterapia, Medicina Nuclear e Hemodinâmica /Cardiologia Intervencionista (Procedimentos Terapêuticos).

** Foram considerados como procedimentos realizados em regime ambulatorial, não incluindo internação. Também foram incluídas as demais especialidades não médicas de atendimento como: Fisioterapia, Nutricionista, Enfermagem, Terapia Ocupacional, etc.

tabela própria, baseada na TUSS, mas com algumas particularidades que diferem de uma operadora para outra.

A qualificação é realizada por meio da definição de regras para o agrupamento de códigos de procedimentos, vindos de diferentes operadoras e provedores de saúde, a fim de padronizá-los na TUPP. É realizada um "De / Para" do código do procedimento da base de dados de origem para a TUPP. Esse "De / Para" de códigos agrupa os procedimentos sob o guarda-chuva de cada item descrito anteriormente, de 1 a 7. Esse agrupamento permite a análise com uma perspectiva clínica, além da perspectiva financeira, para a gestão de saúde. O próximo passo é a criação de padrões e/ou parâmetros de frequência e custos na TUPP. Do ponto de vista do negócio, essa classificação também é importante para aprimorar a identificação de doenças, uma vez que no Brasil não se têm as informações completas e fidedignas da CID-10 no banco de dados de sinistro das operadoras.

O processo de qualificação de dados e criação da TUPP também foi importante para o ganho de desempenho quando é aplicada a modelagem preditiva. Em um dos *cases*, houve aumento da acurácia do modelo preditivo após a qualificação de dados quando comparada com o resultado obtido utilizando os dados originais da operadora (dados crus). No corte de 5% das pessoas de alto risco para alto custo nos próximos 12 meses, o custo capturado pelo modelo preditivo desenvolvido na TUPP trouxe um valor adicional de R$107,9 milhões.

Na Figura 9.1 está descrito o processo de criação da TUPP.

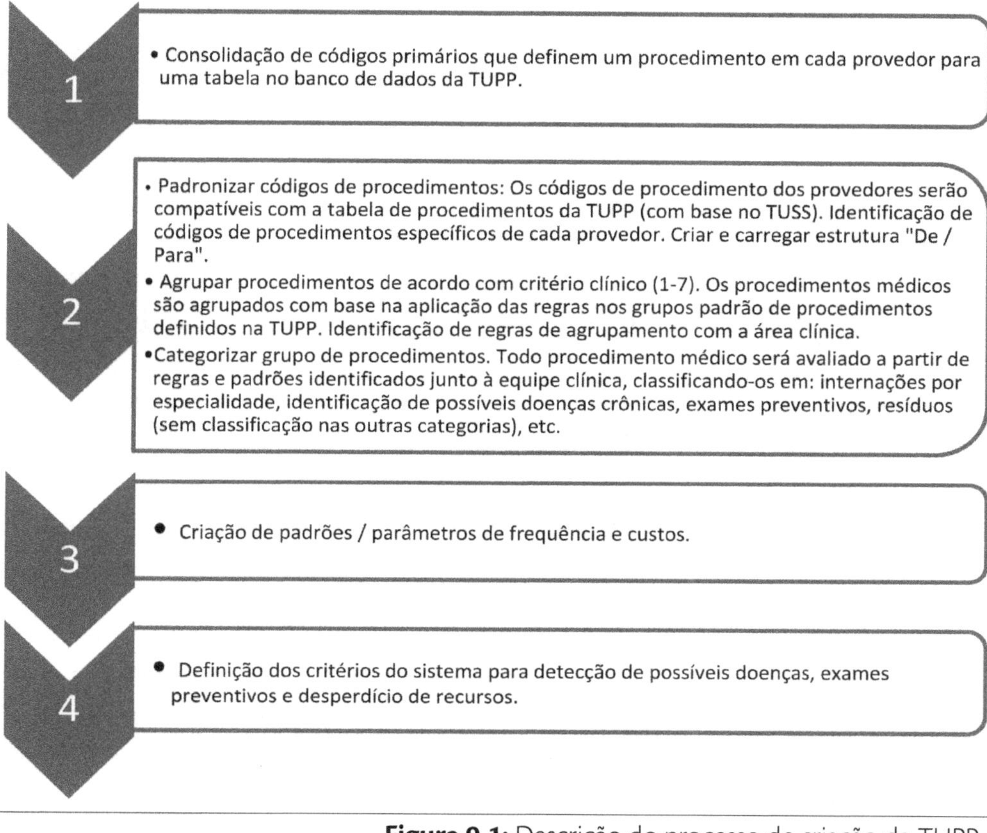

Figura 9.1: Descrição do processo de criação da TUPP.

Após a qualificação da base, por meio da criação da TUPP, a próxima etapa é a análise de dados. Essa análise visa elencar os principais custos e riscos clínicos onde há oportunidades de programar ações. Para gerenciar a saúde da população, é necessário atender às necessidades de cuidados individuais e, ao mesmo tempo, buscar maior eficiência e qualidade dos cuidados. Modelos preditivos podem integrar dados diversos para fornecer uma avaliação objetiva do risco prospectivo individual, a fim de identificar indivíduos que necessitam de gerenciamento de saúde mais intensivo no presente para mitigar riscos e custos no futuro.

Neste estudo foi utilizada uma abordagem de modelagem preditiva chamada *Multidimensional Adaptive Prediction Process* (MAPP). O MAPP baseia-se em dividir a população em coortes de custos e, em seguida, utilizar uma coleção de modelos e covariáveis para otimizar a previsão de custos futuros para indivíduos em cada coorte[7].

Definição da modelagem preditiva: Modelagem preditiva é o desenvolvimento de modelos matemáticos que predizem a probabilidade de eventos ou resultados futuros para uma população por meio da interpretação de dados do passado. Ela não é um algoritmo de identificação baseado em critérios clínicos, como por exemplo: gravidez de alto risco. Também não é uma "bola de cristal". Desta forma, nem todo mundo identificado como uma pontuação de probabilidade "alta" para um determinado evento terá necessariamente esse evento ocorrido.

A eficácia do modelo não deve ser avaliada em nível individual. O objetivo é identificar um subconjunto da população com maiores riscos. Foi realizada a modelagem preditiva para segmentar os pacientes e priorizá-los para uma determinada intervenção. Muitas vezes, os recursos não estão disponíveis para alcançar todos os pacientes. A modelagem preditiva classifica os membros de acordo com a probabilidade relativa de um determinado resultado, para que os membros com maior probabilidade possam receber prioridade.

Importante salientar que o modelo preditivo responde uma pergunta de cada vez. A pergunta a ser respondida foi: "Quem são os membros com alto risco para alto custo nos próximos 12 meses". Foi aplicado o modelo *High Risk High Cost* (HRHC). O HRHC é um método estatístico para definir de quais os beneficiários, atualmente na base de dados, têm a maior chance de ter um alto custo nos próximos 12 meses. Essa pergunta pode ser aplicada a várias subpopulações. Por exemplo, pode ser aplicada em uma população de doentes crônicos para criar um *ranking* de prioridade nesta população, mas também pode ser executado na população total. Neste *case*, foi aplicado na população total para determinar quais especialidades médicas levariam a um maior custo nos próximos 12 meses. Com esta informação, foi possível decidir quais os programas que seriam priorizados para intervir de forma mais assertiva na melhoria da saúde e no controle de custos para a população do estudo.

Foram criados modelos preditivos para identificar subpopulações com maior probabilidade de incorrer em altos custos nos próximos 12 meses, tanto para a população adulta (18-64 anos) quanto para a população acima de 65 anos. O modelo foi desenvolvido através de fatores preditivos. Foram utilizados dados históricos de base de dados de sinistros para construir e validar os modelos preditivos. Os dados foram retirados da base qualificada e restritos a membros inscritos continuamente por dois anos para garantir a integridade dos dados. Também foram associados dados demográficos e indicadores de doenças. Utilizou-se o CID-10 e/ou um conjunto de procedimentos que inferem uma determinada doença (pré-definidos na TUPP) como entradas do modelo. Os fatores preditivos do modelo são pontos de dados resumidos para cada membro por um período de 12 meses (custo total, número de visitas ao pronto-socorro, etc.).

Metodologia: Para cada uma das populações (adultos e idosos), os dados foram divididos em conjuntos de treinamento, validação e teste. Conjuntos de treinamento foram usados para construir/ treinar os modelos. Os conjuntos de dados de validação foram usados para avaliar o desempenho da previsão dos modelos para dados futuros e não conhecidos. Com base no desempenho da previsão nos conjuntos de validação, os modelos foram aprimorados para melhorar o desempenho e selecionar os modelos mais assertivos. Os modelos finais foram usados para prever os membros nos conjuntos de testes (conjunto de validação) para garantir que os modelos serão generalizados para novos dados de produção (Figura 9.2). Após a aplicação desse método, foi obtido o *ranking* de custos populacionais. Os números são fictícios, mas o *ranking* populacional é real (Tabela 9.1).

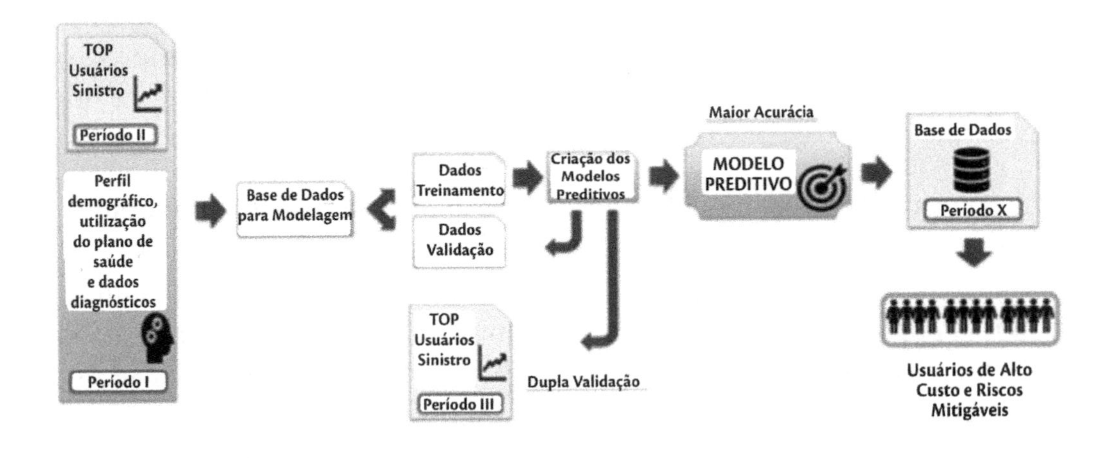

Figura 9.2: Descrição do processo de criação da TUPP.

Tabela 9.1: 5% da população comercial de alto custo.

Indicadores de doenças	Total de custo	Número	Custo per Capita
Câncer	R$ 376.213.355,27	5.489	R$ 69.370,62
Dor Lombar	R$ 352.346.346,09	10.390	R$ 34.823,24
Hipertensão	R$ 277.444.520,07	10.335	R$ 27.754,44
Ansiedade Depressão	R$ 148.992.391,08	6.857	R$ 22.586,69
Dislipidemia	R$ 128.406.186,95	6.715	R$ 19.977,06
Obesidade	R$ 106.648.686,95	3.859	R$ 27.376,96

De acordo com a Tabela 9.1, o câncer é a doença de maior risco para alto custo nos próximos 12 meses. No entanto, dor lombar é a segunda causa de maior custo, com a diferença clínica que é onde existe uma maior oportunidade de mitigação dos custos associada ao maior benefício para os pacientes por meio de programas de gestão de saúde. Esse foi o tópico escolhido como alvo para o primeiro programa de gestão de saúde populacional.

Baseados na premissa de atuar na melhor oportunidade para mitigar o risco e o custo, iniciou-se um estudo na especialidade de Ortopedia para entender onde havia oportunidade de agregar valor ao paciente, evitando cirurgias desnecessárias. Foi realizado um estudo avaliando dois anos consecutivos na base de dados para entender onde havia oportunidade de estimular e facilitar o tratamento clínico, por meio do estímulo de fisioterapia quando apropriado. Além de evitar a realização de cirurgias desnecessárias em um primeiro momento. O objetivo principal era evitar tratamentos mais invasivos e com maiores riscos aos pacientes, oferecendo uma alternativa de menor risco e igual eficácia comprovada cientificamente. Os principais achados dessa análise foram:

- O gasto total com ortopedia foi de 9% do custo total no Ano 2. Setenta por cento do custo estava concentrado em apenas um estado.

- Custos com hospitais representaram 72% do gasto no Ano 1 e 67% do gasto no Ano 2.

- O hospital mais representativo no segundo ano do estudo represou 20% do custo total dos "Top #10" hospitais (30% do total gasto).

- Na média, o custo total do Ano 2 aumentou 13% em relação ao Ano 1. No entanto, devido à queda de 12% no número de vidas, o custo per capita aumentou 29%.

- O custo total com internação aumentou 15% e representou 79% do custo em ortopedia no Ano 2.

- Houve um aumento em praticamente todos os itens de despesa, com exceção do material que reduziu 1%. No entanto, material representa 44% do custo total da internação.

- Coluna Vertebral representa 28% do custo, seguida de joelho que representa 16%. Quadril representa 11% e ombro e cotovelo 10%. A especialidade mais frequente é a de joelho, seguida por coluna, quadril, ombro e cotovelo.

- 86% das pessoas fizeram apenas uma cirurgia ortopédica. Das 14% restantes, 6% fizeram pelo menos, uma segunda cirurgia pela mesma causa.

- Cirurgia de quadril é mais prevalente a partir dos 70 anos. Já a cirurgia de coluna é mais frequente entre os 39 e 58 anos. A cirurgia de joelho é a mais prevalente alcançando picos aos 34-38 e 49-53 anos. Já a cirurgia de ombro e cotovelo é mais frequente aos 55 anos na população masculina e aos 44 anos na população feminina.

- A quantidade de pessoas que fizeram procedimentos ortopédicos diminuiu 12% do Ano 1 para o Ano 2. Em compensação, o custo total aumentou 13%, puxado pelo custo de internação. O custo total da internação aumentou 15%, puxado pela frequência que aumentou em 20%.

- Com relação às internações para procedimento na coluna vertebral, a quantidade de pessoas aumentou 17%. O custo per capita reduziu 5%, impulsionado pela queda do custo com material, que representa 63% do custo total.

- Referente às internações de joelho, a quantidade de pessoas aumentou 31%. O custo per capita reduziu 5%, impulsionado pela queda do material, que representa 43% do custo total.

- Sobre as internações de quadril, a quantidade de pessoas aumentou 11%. O custo per capita aumentou 10%. Todos os itens de despesa aumentaram, com exceção dos materiais.

- Nas internações de ombro e cotovelo, a quantidade de pessoas aumentou 21%. O custo total do ano 2 aumentou 30% em relação ao ano 1. Material representa 57% do custo no Ano 2 e aumentou 17% quando comparamos o ano 1 com o ano 2.

Essas informações associados a estudos clínicos, embasaram a construção de um programa de gestão de saúde populacional com foco em Ortopedia, que pudesse customizar um programa de saúde com benefícios individuais e com adequação dos custos. Evitando, nos casos onde são possíveis, cirurgias desnecessárias ao paciente. O tratamento clínico, por meio de fisioterapia, evitou a cirurgia em 69% dos casos.

O *screening* de identificação aplicado na construção do estudo foi utilizado para selecionar a população alvo do programa de Ortopedia. Após 12 meses da implantação do programa, foram medidos também os resultados financeiros, aplicando a metodologia do CEM (*Coarsened Exact Matching*)[8][9][10]. O resultado do ROI foi de 4,18 para uma população de 1.716 pessoas em acompanhamento de 17/12/2018 a 31/01/2020 (dados não publicados). Os principais objetivos clínicos do programa foram: incremento em 50% de adesão ao tratamento clínico conservador; redução da dor referida no início do programa, em pelo menos 50%; e redução das cirurgias desnecessárias, em pelo menos 30%.

As metas clínicas alcançadas foram: Aumento da adesão ao tratamento conservador em 62%; redução da dor 50% (na população que respondeu ao inventário de dor); e redução de 69% das cirurgias desnecessárias, quando comparado com o grupo controle selecionado pelo mesmo *screening*, mas que não aceitaram participar do programa de acompanhamento. Em linhas gerais, por meio desse *Case* #1 é possível observar como as diversas ferramentas para análise dos dados disponíveis podem ser aplicadas desde a definição do alvo para a gestão de saúde, passando pelo caminho a ser construído para atingir o objetivo, até à comprovação de resultados clínicos e financeiros.

CASE #2

Objetivo: Melhorar o resultado financeiro aplicando a modelagem preditiva de um programa clínico com os seguintes objetivos: **Case 2A**: Mudança de estilo de vida;_**Case 2B**: Gestão de doenças crônicas.

Case 2A

Os programas de mudança de estilo de vida são muito procurados por empresas e operadoras. No entanto, há uma expectativa de controle de custos, juntamente com os objetivos de melhoria de saúde[13]. O foco do programa em questão foi a melhoria das áreas de foco: controle do estresse, controle do peso, alimentação saudável, exercícios, prevenção de depressão, cuidado pessoal, cessação do tabagismo, adesão às consultas e adesão a medicamentos. O programa de *coaching* para estilo de vida aplicado no Brasil trazia indicadores positivos de mudança de comportamento na adoção de estilos de vida mais saudáveis e melhoria de bem-estar, sem trazer concomitantemente, controle dos custos assistenciais em 12 meses na população que estava sendo acompanhada. Para atender a essa demanda de trazer o ROI esperado, foi realizado um estudo para entender onde havia oportunidade para fazer mudanças que atingissem os objetivos de sustentabilidade financeira desse tipo de modelo assistencial.

A hipótese levantada foi que a população assistida por esse programa, embora também necessitasse de orientações para adoção hábitos mais saudáveis, poderia ter um perfil heterogêneo em termos de fatores de riscos e presença de doenças. Essa heterogeneidade leva a custos assistenciais diferentes. Por exemplo, embora um paciente com câncer fosse beneficiado com as orientações recebidas, possuía um gasto elevado que se manteria ao longo do tempo devido à natureza de sua condição clínica, que demandava cuidados contínuos e de custo mais elevado. Esse paciente se encaixaria melhor em um programa especializado para acompanhamento de pessoas com câncer, onde receberia as mesmas orientações dentro de seu contexto de saúde. No entanto, seria um desvio no cálculo de ROI quando comparado a uma população que não possuía essa mesma condição. O valor deve ser medido para grupos de pacientes com necessidades semelhantes. Por exemplo, saudáveis comparados com saudáveis, pacientes com uma única doença crônica, com pacientes com uma única doença crônica, e assim sucessivamente para múltiplas doenças crônicas, pessoas idosas frágeis, etc.

Foi aplicado o conceito do modelo preditivo com o objetivo de colocar as pessoas corretas nos programas corretos. O objetivo foi manter no programa, as pessoas que não pertencessem ao grupo de Alto Risco para Alto Custo nos 12 meses seguintes. Isto tornava heterogênea a avaliação de resultados, pois não era alvo do programa de *coaching* de bem-estar. Essas pessoas foram transferidas para os programas mais adequados como gestão de doentes crônicos, por exemplo, onde estariam no programa correto para comparação de resultados financeiros. Após a alocação das pessoas para os programas adequados ao seu risco durante o Ano 2, pode-se observar o ROI observado na população assistida pelo *coaching* de estilo de vida a partir do Ano 3 (Tabela 9.2).

Tabela 9.2: Resultado do *coaching* de estilo de vida.

<table>
<tr><th>Ano</th><th>2016</th><th>2017</th><th>2018</th><th>2019</th></tr>
<tr><td>Impacto Financeiro</td><td>Difícil de mensurar</td><td rowspan="3">Aplicado Modelo Preditivo HRHC para selecionar população correta</td><td>R$ 20 MM</td><td>R$ 72 MM</td></tr>
<tr><td>ROI (metodologia CEM)</td><td>Esperado entre 2-5 anos</td><td>1,94</td><td>4,0</td></tr>
<tr><td>População exposta (n)</td><td>26.000</td><td>42.000</td><td>35.000</td></tr>
</table>

Case 2b

Programas de gestão de doentes crônicos são projetados para ajudar indivíduos a aderirem aos padrões de cuidados recomendados e fazerem mudanças no estilo de vida para permitir que mantenham ou melhorem sua saúde, e assim, evitem a utilização não coordenada de recursos, como visitas desnecessárias aos serviços de emergências e internações hospitalares. O programa fornece suporte individualizado por meio de assistência telefônica por enfermeiros e ferramentas digitais para autocuidado, mudança de comportamento e bem-estar. Uma análise de coorte pareada comparou retrospectivamente participantes deste programa de gestão de doenças crônicas (Doença Cardiovascular, Diabetes Mellitus, Insuficiência Cardíaca, Doença Pulmonar Obstrutiva Crônica e Asma).

Foram comparados dois grupos elegíveis para este programa. O primeiro grupo foi selecionado pelos algoritmos convencionais que detectam a presença ou ausência das doenças acompanhadas no programa (n: 7.791). O segundo grupo foi selecionado aplicando HRHC - modelagem preditiva para detectar alto risco para alto custo nos próximos 12 meses (n: 186). Após a seleção da população alvo, os dois grupos foram submetidos ao mesmo programa clínico para gestão de doenças crônicas. Após 12 meses de programa foram medidos os resultados financeiros (Figura 9.3). Os grupos foram construídos por meio da metodologia CEM. Com isso foi possível realizar a comparação dos resultados, verificando o maior ganho do ROI na população selecionada pelo modelo HRHC. A população analisada estava ativa durante todo o período de estudo, e quem participou dos programas também. Só foram consideradas pessoas que utilizaram o plano de saúde durante ambos os períodos de estudo (Figura 9.4).

População	Participantes dos Programas	Custo do Programa	Economia Gerada	ROI
HRHC	186	R$187.994,50	R$1.069.001,00	**5,69**

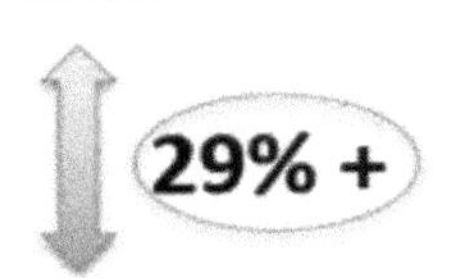

População	Participantes dos Programas	Custo do Programa	Economia Gerada	ROI
Algoritmos	7791	R$8.461.175,00	R$37.438.268,00	**4,42**

Figura 9.3: Valores financeiros envolvidos na comparação.

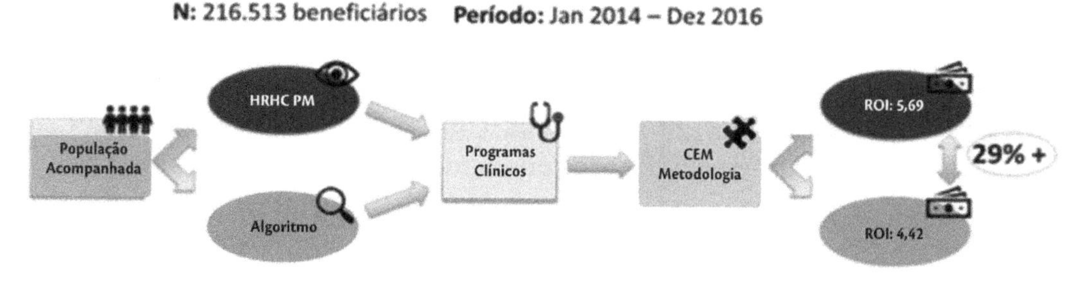

Figura 9.4: Comparação dos resultados.

CASE #3

Objetivo: Confirmar se um instrumento preditor de mortalidade, o *RealAge Test* (RAT), pode prever o comportamento de custos futuros em saúde. Para este fim, foi aplicado ML não supervisionado, utilizando técnicas de redução de dimensionalidade.

O RAT é um aplicativo desenvolvido para coletar grandes quantidades de informações pessoais sobre saúde. Foi demonstrado ser um preditor válido de mortalidade total[14]. Foi projetado para auxiliar o usuário a entender quais comportamentos o tornam "mais velho" que sua idade cronológica. Desta forma, sugerir quais comportamentos mudar, mostrando-lhes sua "idade real", maior ou menor que a idade cronológica, e o benefício associado às mudanças no comportamento que o tornam mais velho. O objetivo é ajudar as pessoas a mudarem seu comportamento de uma forma lúdica, e não citando explicitamente que se trata de uma curva de mortalidade. Perceber o quão importante é um comportamento no adoecimento pode ser um fator motivador para as mudanças necessárias[15]. O RAT foi concebido em 1993 após uma avaliação pré-operatória realizada por um fumante planejando cirurgia vascular. Sabendo que fumar lhe dava a mortalidade de um homem oito anos mais velho do que a sua idade cronológica, motivou-o a parar de fumar. Ele voltou após a cirurgia e financiou a rodada inicial de pesquisa.

As perguntas foram desenvolvidas após uma pesquisa bibliográfica sobre preditores independentes de mortalidade. A versão atual do teste avalia quatro grupos diferentes de causas de mortalidade: causas vasculares (doença cardiovascular, cerebrovascular e vascular periférica), câncer, causas externas e o residual, que engloba todas as outras causas. Houve ênfase em perguntas que os usuários saberiam, ou poderiam descobrir, mas também em fatores que pudessem ser modificáveis, com relevância suficiente para serem incluídas. O RAT é uma calculadora bayesiana. Idade e sexo são usados para estimar o risco de mortalidade basal. Nos Estados Unidos são atualizadas anualmente, de acordo com as publicações do *Center of Disease Control* (CDC).

Os riscos absolutos para cada um dos quatro grupos citados anteriormente são estimados, com base no risco de doença específico à idade. O risco absoluto é ajustado com base no risco relativo (Tabela 9.3).

Tabela 9.3: Exemplo do risco absoluto ajustado com base no risco relativo.

Mulher de 20 anos com pressão arterial 160/90	• Risco cardiovascular absoluto de 1 ano = 0,0000350 (risco total = 0,000426) • Risco relativo de morte cardiovascular de 160/90 = 3,242 • Novo risco cardiovascular absoluto = 0,000114 • Risco absoluto de mortalidade = 0,000504; o mesmo que 24 anos
Homem de 70 anos com pressão arterial 160/90	• Risco cardiovascular absoluto de 1 ano = 0,0084 (risco total = 0,0263) • Risco relativo de morte cardiovascular de 160/90 = 3,242 • Novo risco cardiovascular absoluto = 0,0272 • Risco absoluto de mortalidade = 0,0451; o mesmo que 77 anos

A análise ROC (*Receiver Operating Characteristic*) é uma ferramenta comumente utilizada na área médica para medir e especificar problemas no desempenho do diagnóstico. Pesquisas sobre a validade do RAT demonstraram que, em comparação com outros preditores de mortalidade, como idade cronológica e o modelo de risco do *Framingham Adult Treatment Panel III*, o RAT era um preditor preciso (Figura 9.5). Na equação multivariada, a idade cronológica não é importante se a "idade real" é conhecida. Se a idade real for 65 anos, e a idade cronológica for de 50 anos ou 80 anos, ambos os casos têm a mesma mortalidade prevista/observada.

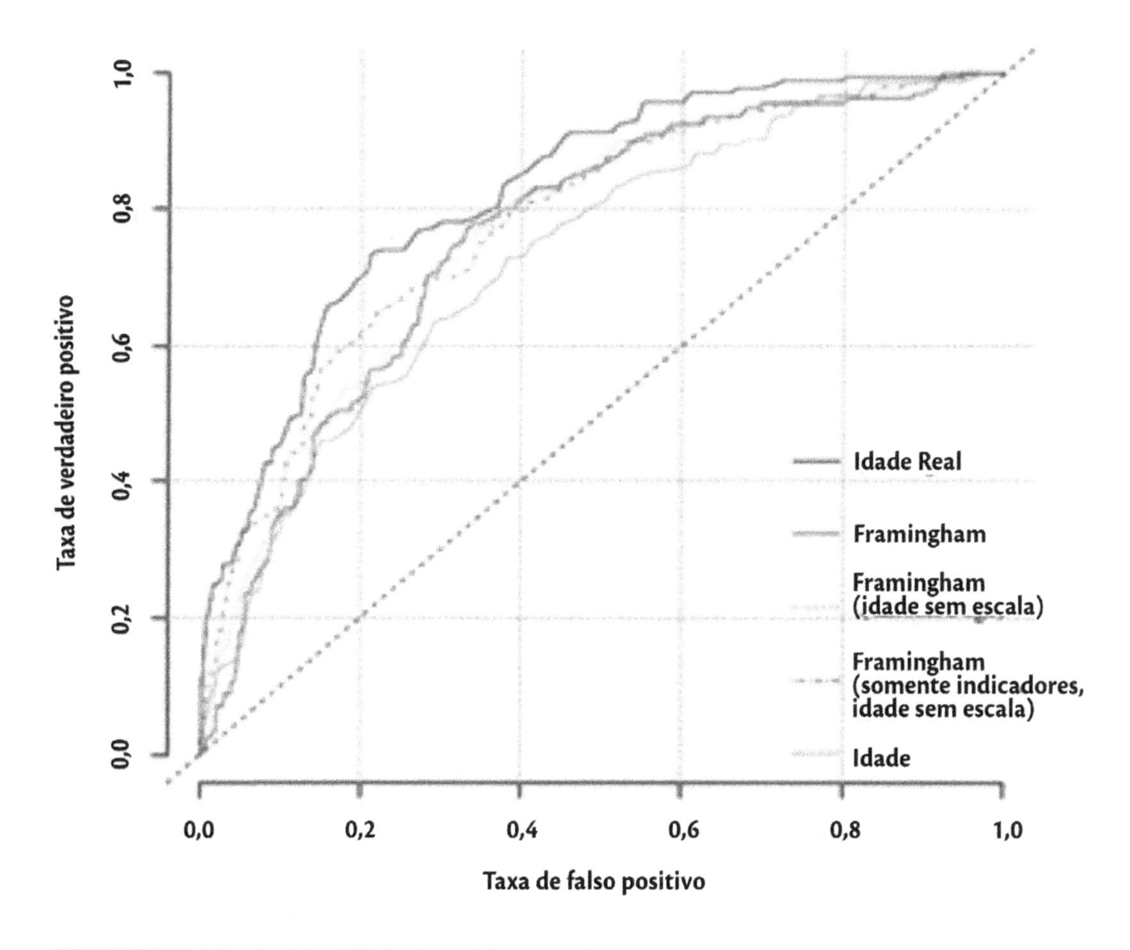

Figura 9.5: Comparação entre idade real, idade e *Framingham Adult Treatment Panel III.*

Além de demonstrar o risco de morte, houve uma iniciativa posterior de combinar o RAT com o índice de bem-estar *Gallup-Sharecare*. O valor agregado foi estimar, além da saúde física, alguns fatores psicométricos, por meio do *Well-Being 5* (WB5). O WB5 foi desenvolvido usando dois instrumentos validados, a *Healthways Well-Being Assessment-Gallup Fact Finder* e a captura de construções conhecidas no bem-estar, incluindo físico, financeiro, social, de propósito e bem-estar comunitário[16]. A junção do RAT e o WB5 possibilitou a avaliação do risco de mortalidade e a pontuações de bem-estar, permitindo o acompanhamento conjunto de fatores biológicos e psicométricos. As métricas foram desenvolvidas com objetivos distintos, contudo juntas, fornecem uma avaliação holística da saúde e bem-estar de uma população. A aplicação conjunta das ferramentas permite o acompanhamento de uma população ao longo do tempo e a comparação entre populações que utilizam essa mesma ferramenta.

O conhecimento destas informações permite a aplicação de ações de saúde populacionais que foquem não só na melhoria da saúde física, mas também em outros aspectos essenciais como a saúde financeira, o relacionamento social, ter um propósito na vida e o bem-estar dentro da comunidade onde se vive. Após uma avaliação inicial, é possível implantar ações populacionais e medir a evolução ao longo do tempo. Quando se observa pelo aspecto econômico, o bem-estar medido pelo WB5 demonstrou estar associado a resultado de saúde e produtividade, como: desempenho no trabalho, ausência no trabalho, visitas ao hospital e custos com saúde[17].

O objetivo de integrar os recursos de pontuação do WB5 ao Teste *RealAge* foi produzir uma avaliação que oferecesse o potencial preditivo do RAT, juntamente com pontuações estatisticamente precisas do WB5, limitando o número de perguntas que precisavam ser adicionadas ao RAT. O próximo passo foi estudar se esta integração poderia ser um preditor de custos futuros, promovendo a ação de juntar a prevenção dos riscos com a sustentabilidade econômica em saúde. Além disso, identificar subgrupos de usuários com características clínicas/ comportamentais semelhantes, por meio de métodos de ML não supervisionados. Foi selecionada uma população de 10.000 pessoas que havia respondido ao RAT associado ao WB5 e que possuía base de dados de sinistro, pelo menos, nos últimos 12 meses. Desta forma, poderia se estudar a presença de algum padrão entre os riscos demográfico, comportamental, psicométrico e de custo assistencial.

Metodologia: O primeiro desafio foi à quantidade de dados que parecia não ter um significado clínico aplicável. Observou-se a necessidade de utilizar algumas técnicas aplicadas ao *marketing* para ter uma visão mais clara dos dados. Foi aplicada a redução dimensional para investigação de possíveis agrupamentos de dados. Inicialmente, foram 95 variáveis para serem vistos em perspectiva. Foram aplicados os métodos de PCA*, t-SNE** e *Kmeans Clustering****.

A ideia principal foi realizar uma análise multivariada para encontrar uma correlação entre a base de dados do sinistro e o perfil dos usuários que responderam ao RAT+WB5. As variáveis de forma isolada não ofereceram uma correlação forte, portanto, técnicas como redução de variáveis e *cluster*ização ajudaram a encontrar essas correlações. Após a redução de variáveis comportamentais, houve a Interpretação das cargas fatoriais (Tabela 9.4).

Tabela 9.4: Interpretação das cargas fatoriais.

Fator 0	A alta pontuação no fator está correlacionada com as necessidades de cuidados para múltiplas doenças crônicas, mais especificamente síndrome metabólica e consequências da obesidade.
Fator 1	A alta pontuação correlacionou-se com as necessidades de cuidados com a hipertensão arterial; pontuações baixas estão relacionadas a necessidades em saúde mental.
Fator 3	A alta pontuação correlacionou-se com as necessidades de cuidados para distúrbios musculoesqueléticos.
Fator 4	A alta pontuação correlacionada com as necessidades de cuidados para diabetes e hipertensão arterial.

* PCA (*Principal Component Analysis*) é uma nova variável criada por meio da combinação linear das variáveis originais e autovetores da matriz de covariância das variáveis originais. A primeira componente tem maior poder para explicar a variância, então é possível reduzir o número de variáveis do problema sem perda significativa de informação. Seu objetivo é a redução do número de variáveis do problema, permitindo a interpretação do significado de novas variáveis. Cada componente principal pode ser interpretada e usada para explicar algum comportamento específico de grupos dentro do conjunto de dados.

** Técnica para redução de um espaço multivariado em um espaço de dimensão 2. A ideia é preservar a distância entre os grupos sem perder a capacidade de interpretação das distâncias. Transformação do espaço multivariado em um espaço de dimensão 2 (t-SNE1 e t-SNE2). O objetivo é identificar se o processo de agrupamento foi realizado com sucesso.

*** Clusterização k-means tem o objetivo de particionar um conjunto de dados com *n* observações em *k* clusters, em que cada observação pertença ao cluster com média mais próxima.

Em seguida, foi aplicada a redução dos fatores psicométricos e a análise de *cluster* baseado em características psicométricas e comportamentais. Foram identificados seis grupos:

- Low_risk: Usuários com pontuações de WB5 acima da media e baixo número de fatores de risco;
- Normal_risk: Pessoas com variáveis de risco na média de todos os grupos;
- Chronic_cv: Valores altos em fatores de risco cardiovascular;
- Multi_mod_risks: *Scores* moderados de risco em múltiplos grupos de doenças;
- Mental_h: Alto risco em saúde mental;
- Musculosk: Alto risco musculo esquelético.

Por fim, agrupou-se o custo total por *cluster* e o grupo etário (Figura 9.6). Essa visão abre para as oportunidades de segmentar em comunidades de acordo com suas necessidades/riscos. Além de permitir fundamentar o planejamento de ações preventivas em clientes corporativos e até estimar custos futuros, semelhante ao conceito de "mercados futuros".

Limitações do estudo: Como qualquer estudo que envolva predição, a primeira fase é exploratória. Faz se necessário confirmar se temos quantidade/variáveis de dados suficientes para uma conclusão precisa sobre o objetivo inicial. O próximo passo é a aplicação em um caso real, de forma prospectiva, para confirmar o potencial de previsibilidade de custos. Atualmente, o estudo está sendo validado em uma nova população para verificar se a *cluster*ização criada pela técnica de ML não supervisionada, poderá indicar se é possível utilizar o RAT como preditor de custos futuros, além de sua função já comprovada de predição do risco de mortalidade.

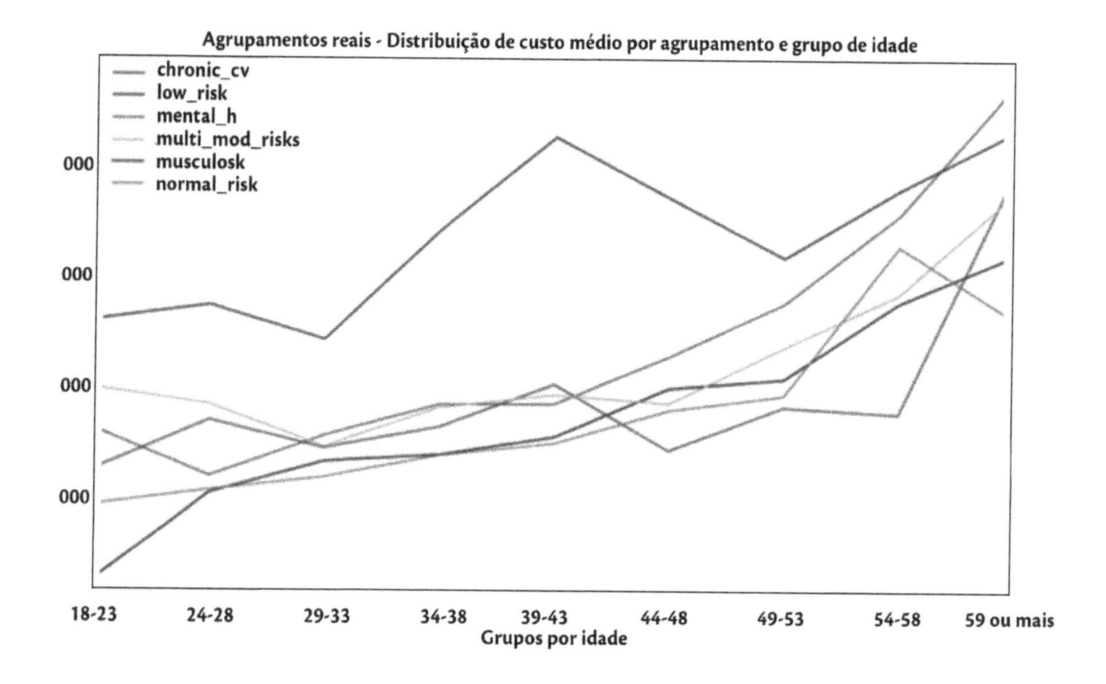

Figura 9.6: Visualização do custo total por *cluster* e o grupo etário.

Após a validação prospectiva, essa ferramenta poderá ajudar na sustentação do sistema de saúde por meio da detecção precoce de riscos e custos para os próximos 12 meses. Com essa avaliação em mãos, é possível promover a assistência assertiva necessária às pessoas maiores de 18 anos, assim que tiverem acesso ao sistema de saúde. Isso possibilitará uma intervenção precoce, reduzindo o risco de saúde e os custos futuros relacionados às condições que podem ser gerenciadas. Essa ação é importante porque, na maioria dos cenários; pacientes, médicos e serviços de saúde não estão interessados apenas em prever os resultados dos "cuidados usuais" ou em seguir a "história natural da doença", e sim, intervir para mudar a história natural da doença, melhorando os resultados esperados.

REFERÊNCIAS

1. Shrott R. Deep learning specialization by Andrew Ng—21 lessons learned. 2017. [Internet]. [cited 2020 June 09]. Available from: https://towardsdatascience.com/deep-learning-specialization-by-andrew-ng-21-lessons-learned-15ffaaef627c
2. Sun C, Shrivastava S, Gupta A. Revisiting Unreasonable Effectiveness of Data in Deep Learning Era. 2017. [Internet]. [cited 2020 June 09]. Available from: https://arxiv.org/abs/1707.02968
3. Schulte F, Fry E. Death by 1,000 clicks: Where electronic health records went wrong. Kaiser Health News & Fortune (joint collaboration). 2019. [Internet]. [cited 2020 June 09]. Available from: https://khn.org/news/death-by-a-thousand-clicks
4. Ridley M. Amara's Law. MattRidleyOnline. 2017. [Internet]. [cited 2020 June 09]. Available from: http://www.rationaloptimist.com/blog/amaras-law/
5. Brooks R. The seven deadly sins of AI predictions. MIT Technology Review. 2017. [Internet]. [cited 2020 June 09]. Available from: https://www.technolo¬gyreview.com/s/609048/the-seven-deadly-sins-of-ai-predictions/
6. Berwick D, Nolan T, Whittington J. The triple aim: care, health, and cost. HEALTH AFFAIRS v. 27, n. 3: May-Jun 2008; 27(3):759-69.
7. Guo X, Gandy W, Coberley C, Pope J, Rula E, Wells A. Predicting Health Care Cost Transitions Using a Multidimensional Adaptive Prediction Popul Health Manag. 2015; 18(4):290-9.
8. Iacus S, King G, Porro G. Causal Inference without Balance Checking: Coarsened Exact Matching. Political Analysis. 2012; 20(1):1–24.
9. Iacus S, King G. How Coarsening Simplifies Matching-Based Causal Inference Theory. 2012. [Internet]. [cited 2020 June 09]. Available from: http://gking.harvard.edu/files/gking/files/multi.pdf
10. King G, Nielsen R, Coberley C, Pope J, Wells A. Comparative Effectiveness of Matching Methods for Causal Inference. 2011. [Internet]. [cited 2020 June 09]. Available from: https://gking.harvard.edu/files/gking/files/psparadox.pdf
11. Silver, D, Hubert T, Schrittwieser J, Antonoglou I, Lai M, Guez A, Lanctot M, Sifre L, Kumaran D, Graepel T, Lillicrap T, Simonyan K, Hassabis D. A general reinforcement learning algorithm that masters chess, Shogi, and Go through self-play. Science 362:1140–1144.
12. Zulman D, Chee C, Ezeji-Okoye S, Shaw J, Holmes T, Kahn J, Asch S. Effect of an intensive outpatient program to augment primary care for high-need veterans affairs patients: A randomized clinical trial. JAMA Internal Medicine. 177:166–175.
13. Prochaska J, Evers K, Castle P, Johnson J, Rula E, Coberley C, Pope J. Enhancing Multiple Domains of Well-Being by Decreasing Multiple Health Risk Behaviors: A Randomized Clinical Trial.; Population Health Management, 2012. [Internet]. [cited 2020 June 09]. Available from: https://www.liebertpub.com/doi/pdf/10.1089/pop.2011.0060

14. Hobbs W, Fowler J. Prediction of Mortality Using On-Line, Self-Reported Health Data: Empirical Test of the Realage Score. 2014 PLoS ONE 9(1): e86385.

15. Murray J, Craigs CL, Hill KM, Honey S, House A. A systematic review of patient reported factors associated with uptake and completion of cardiovascular lifestyle behaviour change. BMC Cardiovascular Disorders 2012, 12:120.

16. Sears L, Agrawal S, Sidney J, Castle P, Rula E, Coberley C, Harter J. The wellbeing 5: development and validation of a diagnostic instrument to improve population well-being. Population health management, 2014; 17(6):357-365.

17. Guo X, Coberley C, Pope J, Wells A. The Value of a Well-Being Improvement Strategy: Longitudinal. Success across Subjective and Objective Measures Observed in a Firm Adopting a Consumer-Driven Health Plan. A Journal of Occupational and Environmental Medicine, 2015. [Internet]. [cited 2020 June 09]. Available from: https://www.ncbi.nlm.nih.gov/pmc/articles/PMC4603365/

18. Frankiewicz B, Chamorro-Premuzic T. Digital Transformation Is About Talent, Not Technology by; Harvard Business Review. 2020. [Internet]. [cited 2020 June 09]. Available from: https://hbr.org/2020/05/digital-transformation-is-about-talent-not-technology

19. Thomas A. Why Future Jobs Will Require Data Analytics Skills., Wharton Customer Analytics. 2020. [Internet]. [cited 2020 June 09]. Available from: https://knowledge.wharton.upenn.edu/article/evolution-of-chief-data-officer/

20. Topol EJ, Verghese A, Crum A. Mindsets Can Make the Difference in Clinical. 2019. [Internet]. [cited 2020 June 09]. Available from: https://www.medscape.com/viewarticle/920519

CAPÍTULO 10

Presente e o futuro da IA na saúde

Paulo Celso Budri Freire

"Medicine is a science of uncertainty and an art of probability."

Sir William Osler

IA é um conceito que carrega consigo conotações complexas e na mente da maioria das pessoas é quase uma caixa de Pandora que, quando aberta, acabará por sinalizar a destruição da raça humana. A ideia de que as máquinas representam uma ameaça existencial para os seres humanos existe há pelo menos 60 anos. As máquinas inteligentes acabam percebendo a inutilidade dos seres humanos e se voltam contra seus criadores[1]. IA é inspiração para diversas histórias de ficção científica. Isso envolve computadores e/ou robôs que se comportam como versões particularmente inteligentes e fisicamente mais fortes que os seres humanos. Cenários semelhantes são ocasionalmente levantados na imprensa, que tendem a ser apresentados de uma maneira alarmista. Há uma série de problemas práticos e filosóficos com essas ideias, no curto e médio prazo. Também não é totalmente claro que a pesquisa em IA irá produzir esse tipo de robô inteligente e malévolo.

IA veio para apoiar a melhora na qualidade da vida humana. Na medicina, a relação médico-paciente tem sido deteriorada ao longo das décadas. Os médicos estão distraídos e sobrecarregados para realmente se conectarem com seus pacientes, e abundam erros em tratamentos e diagnósticos médicos. Neste caso, a IA tem o potencial de reconectar esta relação. Não irá tomar o lugar do médico, mas ajudá-lo na análise de suas anotações e exames como ferramenta de apoio para o diagnóstico e tratamento, reduzindo consideravelmente o custo da saúde e a mortalidade humana[2]. Ao aprimorar a execução de tarefas que interferem na conexão humana,/ a IA criará uma ponte entre o médico que pode ouvir e o paciente que precisa ser ouvido.

IA faz aparentemente o improvável, dando "vida" às máquinas. Dirigindo carros, negociando ações e ensinando crianças. Enfrentar essa mudança disruptiva que a IA trará pode ser paralisante. Como as empresas devem definir suas estratégias, governos elaborarem suas políticas e as pessoas planejarem suas vidas para este mundo? Diante de tantas incertezas, alguns analistas preveem um futuro cinzento destacando que a IA afetará o crime, a justiça, o emprego, a sociedade e até mesmo o nosso próprio senso de ser humano. IA tem o potencial de transformar o futuro mais do que qualquer outra tecnologia, porém é fundamental promover a aplicação de IA em benefício da sociedade tornando os sistemas mais robustos para que eles façam o que queremos sem travar, apresentar mal funcionamento ou ser invadido[3].

Atualmente, as soluções em IA ajudam a escolher quais livros você compra, quais filmes você vê, qual político você pode votar e até quem pode ser o melhor perfil para você namorar. Ele torna o seu *smartphone* inteligente e ajuda você a traçar o melhor caminho para chegar ao seu destino[4]. Grandes empresas e agências governamentais dos países ricos estão investindo bilhões na conquista do "Santo Graal" da área de IA que está vinculada a inteligência em nível humano. Quando a IA atingir este patamar, argumentam os cientistas, ela terá unidades de sobrevivência muito parecidas com as nossas. Até agora, a inteligência humana não tinha rival[5]. À medida que se aproxima de um grande ponto de virada na história humana, a tecnologia está pronta para redefinir o que significa ser humano. A tecnologia reformulou a humanidade apenas três vezes na história: 100.000 anos atrás, aproveitou-se o fogo, que levou à linguagem; 10.000 anos atrás, desenvolveu-se a agricultura, que criou as cidades e as guerras; e 5.000 anos atrás, inventou-se a roda e a escrita, o que levou ao estado-nação[6]. A humanidade está a porta da quarta mudança provocada por duas tecnologias associadas: IA e robótica. Diante disso, é fundamental compreender temas envolvendo a consciência da máquina, computadores criativos, extensão da vida, ética em IA, superinteligência entre outras.

Algoritmos inteligentes baseados em processamento de linguagem natural (PNL) estão sendo preparados para interpretar as questões médicas e as respostas das anamnese dos pacientes; extrair pontos chaves e colocar de forma adequada essas informações em registros eletrônicos de saúde. Dessa forma, é possível economizar tempo do profissional de saúde, reduzindo o desgaste e direcionando mais tempo para o processo do cuidado. O futuro da IA na área médica é especulativo. Mas, em alguns casos, existe um grande potencial de realização, como é o caso dos algoritmos de PNL, por exemplo, que são capazes de processar linguagem escrita e extrair dados de testes de laboratório, mesmo a partir de notas clínicas não estruturadas. Outro sistema ouve conversas entre médico-paciente; traduz o que foi dito em texto; extrai palavras-chave e frases; depois os conecta a um relatório médico estruturado. Microfones captam as vozes do médico e do paciente; e os algoritmos inteligentes fazem a interpretação. Em outro projeto, pesquisadores descreveram o desenvolvimento de um sistema que traduz pensamentos humanos em uma voz sintética. Nesta pesquisa um sensor eletrônico implantado no cérebro humano capta sinais destinados a produzir fala. Um algoritmo de IA traduz esses sinais em uma voz sintética. Essa tecnologia pode dar voz a pacientes que não podem falar por si mesmos; vítimas de acidente vascular cerebral, lesão cerebral traumática ou doenças neurodegenerativas, como Parkinson, esclerose múltipla ou esclerose lateral amiotrófica (doença de Lou Gehrig) [(7)].

IA pode ser incorporado aos "assistentes médicos virtuais", processando dados sobre as interações dos pacientes no contexto da literatura médica com o objetivo de ajudar os médicos a aplicarem diretrizes clínicas; monitorar a qualidade dos cuidados que prestam; prever eventos adversos a medicamentos; até identificar doenças raras. As soluções podem ser estendidas aos questionários dos pacientes, aqueles preenchidos rotineiramente em salas de espera. Já existe no mercado, *chatbot* para interpretar linguagem complexa em mais de 40 idiomas[(8)]. O *chatbot* mantém conversas em texto, realizando por meio de perguntas e respostas com o cliente, o preenchimento desses questionários. Recentemente foram lançados sistemas que transformam instantaneamente qualquer texto em fala usando 30 vozes (masculinas, femininas e infantis), adicionando inflexões na voz. Trabalha em inglês e outros 23 idiomas. Esses sistemas leem textos de três maneiras: normal, alegre e sério[(9)]. Outros sistemas fazem uso do aprendizado de máquina para reconhecerem automaticamente a linguagem do médico e do paciente[(10)(11)].

E se houvessem sistemas que transformassem os dados dos questionários de pacientes em estratégias de assistência médica personalizadas? Por exemplo, uma estratégia de mamografia de triagem, individualizada para uma mulher específica, pode ser baseada em todos os fatores de risco que determinam sua vulnerabilidade ao câncer de mama. A idade, atualmente, a única base para as diretrizes de triagem mamográfica, poderia ser considerada juntamente com o histórico familiar da paciente. Algoritmos inteligentes poderiam extrair a densidade da mama e os resultados de biópsias anteriores do registro eletrônico do paciente; calcular a relação benefício/dano para um paciente específico fazer uma mamografia de rastreamento anualmente ou semestralmente; e colocar os resultados em uma estratégia para o médico e o paciente discutirem. E se estratégias semelhantes pudessem ser desenvolvidas para pacientes com risco de desenvolver câncer de pulmão ou diabetes ou doença cardíaca?

Dando um passo adiante, IA poderia fornecer a base científica para fatores cujo papel na doença, atualmente, é apenas suspeito. Entre eles: insegurança alimentar, saúde mental e abuso de substâncias. Deve-se ver a IA como aliada do progresso humano(12). Os sistemas conseguem entender volumes de dados enormes e complexos. Com a aplicação do aprendizado de máquina, podem surgir maneiras de alcançar eficiência. Esse aumento da eficiência algorítmica permite que os pesquisadores realizem experimentos de interesse com limitações de tempo e dinheiro(13). O uso da IA chegou aos cuidados de saúde(14). Novas pesquisas mostram como as organizações de assistência médica estão recorrendo à IA para acompanhar as crescentes complexidades da assistência médica(15). As organizações de assistência médica reconhecem o potencial da IA para casos de uso clínico e operacional, mas as barreiras ao sucesso são múltiplas e diversas. Estas barreiras estão relacionadas às questões envolvendo a eficácia para prever tendências e/ou prescrever ações e como superar a complexidade associada às iniciativas de IA. Além disso, onde concentrar os esforços de IA para obter resultados mensuráveis.

A seguir são apresentadas algumas empresas inovadoras que já trabalham para encontrar as respostas as barreiras citadas(16) (17).

- OPENAI – Setor de tecnologia da saúde, biotecnologia, *big data*. Local: San Francisco, EUA. O que faz: instituição sem fins lucrativos de pesquisa em inteligência artificial, que tem como objetivo promover e desenvolver IA amigável, de tal forma a beneficiar a humanidade como um todo.

- TEMPUS – Setor de tecnologia da saúde, biotecnologia, *big data*. Local: Chicago, EUA. O que faz: utiliza a IA para coletar e analisar enormes conjuntos de dados médicos e clínicos em escala. A empresa fornece medicamentos de precisão que personalizam e otimizam os tratamentos para as necessidades específicas de saúde de cada indivíduo. A empresa atualmente se concentra no uso da IA para criar avanços na pesquisa do câncer.

- DATAROBOT – Setor de *big data, software*. Local: Boston, EUA. O que faz: fornece aos cientistas de dados uma plataforma para criar e implantar modelos de aprendizado de máquina. O *software* ajuda as empresas a resolver desafios, encontrando o melhor modelo preditivo para seus dados. A tecnologia é usada em serviços de saúde, *fintech*, seguros, manufatura e até análises esportivas.

- FREENOME – Setor de biotecnologia, saúde. Local: San Francisco, EUA. O que faz: usa IA para realizar exames de câncer e testes de diagnóstico. Usando exames de sangue não invasivos, a tecnologia de IA reconhece padrões associados às doenças, fornecendo detecção precoce do câncer e melhores opções de tratamento.

- INSILICO MEDICINE – Setor de biotecnologia. Local: Bethesda, EUA. O que faz: está usando IA para pesquisas antienvelhecimento e descoberta de medicamentos. O mecanismo de descoberta de medicamentos contém milhões de amostras para encontrar identificadores de doenças. O sistema é utilizado por instituições acadêmicas, empresas farmacêuticas e de cosméticos.

- ZEBRA MEDICAL VISION – Setor de *software*, saúde. Local: Berkeley, EUA. O que faz: desenvolve tecnologia para radiologia e imagens médicas, aprimorando as habilidades de diagnóstico dos radiologistas e maximizando o foco no atendimento ao paciente. A empresa trabalha com milhões de registros clínicos e imagens para criar algoritmos de detecção de condições. Esses algoritmos ajudam os profissionais médicos a detectar pacientes de alto risco mais cedo e gerenciar as crescentes cargas de trabalho com resultados mais precisos.

- ZYMERGEN – Setor de *big data*, bioinformática. Local: Emeryville, EUA. O que faz: está utilizando aprendizado de máquina, automação e genômica para acelerar o avanço da ciência. Abrangendo a indústria agrícola, farmacêutica e química, a empresa permite o cultivo mais rápido de micróbios por meio de *software* de automação e um enorme catálogo de dados de DNA físico e digital.

- BABYLON HEALTH CARE – Setor de *big data*, bioinformática. Local: Londres, Inglaterra. O que faz: o sistema pode entender e reconhecer a maneira única como os humanos expressam seus sintomas. Usando esse conhecimento, combinado com o histórico médico do paciente e os sintomas atuais, o sistema fornece informações sobre possíveis condições médicas e tratamentos comuns.

À medida que se aproxima o ponto de virada na história como citado anteriormente, é possível se ter uma visão sobre o emprego de tecnologias como IA para mudança das rotinas na área de saúde. Três eminentes economistas relacionam o aumento do uso da IA com a queda no custo da previsão, e mostram como as ferramentas básicas da economia fornecem clareza sobre a revolução da IA e uma base para a ação de CEOs, gerentes, formuladores de políticas públicas, investidores e empresários[18]. Quando a IA é enquadrada como previsão de baixo custo, seu potencial extraordinário se torna claro. A previsão está no coração de tomar decisões sob incertezas. Os negócios e as vidas pessoais estão repletos de tais decisões. As ferramentas de previsão aumentam a produtividade. A incerteza restringe a estratégia. Uma melhor previsão cria oportunidades para novas estruturas e estratégias tornarem as atividades mais competitivas. Como observou Sir William Osler, *"Medicine is a science of uncertainty and an art of probability"*, este campo do conhecimento humano é cheio de incertezas e necessita de análises de probabilidades. É o campo ideal para se utilizar IA. Diante disso, o seu futuro na medicina é extremamente promissor.

REFERÊNCIAS

1. Baker C. Artificial Intelligence business applications: Machine learning within the business, Amazon eBook. 157 Pp., 2019.
2. Topol E. Deep Medicine - How Artificial Intelligence Can Make Healthcare Human Again. Editora Basic Books, 400 Pp., 2019.
3. Tegmark M. Life 3.0 - Being Human in the Age of Artificial Intelligence. Knopf ed. 384 Pp., 2017.
4. Barrat J. Our Final Invention - Artificial Intelligence and the End of the Human Era. St. Martin's Griffin Ed., 336 Pp., 2015.
5. Reese B. The fourth age: The Fourth Age: Smart Robots, Conscious Computers, and the Future of Humanity. Atria Books, 336 Pp., 2018.
6. Gopala K, Anumanchipalli JC, Edward FC. *Speech synthesis from neural decoding of spoken sentences*. Nature 568, pp. 493 - 498, 2019.
7. Bold360. [Internet]. [cited 2020 June 09]. Available from: https://www.bold360. com/pt
8. Speechelo. [Internet]. [cited 2020 June 09]. Available from: https://speechelo.com/
9. Hummel G. Speech Recognition - a voz do médico, do paciente e do algoritmo. [Internet]. [cited 2020 June 11]. Available from: https://digital.hospitalar.com/pt-br/ti-inovao/speech-recognition-voz-do-mdico-do-paciente-e-do-algoritmo
10. Amazon Transcribe. [Internet]. [cited 2020 June 11]. Available from: https://aws.amazon.com/pt/about-aws/whats-new/2019/11/amazon-transcribe-now-supports-speech-to-text-in-7-additional-languages/
11. Freiherr G. Why I stopped worrying and love the intelligent machine. [Internet]. [cited 2020 June 11]. Available from: https://www.siemens-healthineers.com/ news/mso-column-intelligent-machine.html
12. OpenAI. [Internet]. [cited 2020 June 11]. Available from: https://openai.com/
13. Ahuja AS. The impact of artificial intelligence in medicine on the future role of the physician. PeerJ 7:e7702, 2019.
14. Alterix. [Internet]. [cited 2020 June 11]. Available from: https://www.alteryx.com/research-study-third-party/himss-convergence-of-data-analytics-ai-in-healthcare?utm_source=3pcs_xtelligent&utm_medium=affiliate&eid=CXTEL000000437271
15. Schroer A. 32 artificial intelligence companies building a smarter tomorrow. [Internet]. [cited 2020 June 11]. Available from: https://builtin.com/artificial-intelligence/ai-companies-roundup
16. Babylon Health. [Internet]. [cited 2020 June 11]. Available from: https://www. babylonhealth.com/about
17. Bostrom N. Superintelligence - Paths, Dangers, Strategies. OUP Oxford Ed., 432 Pp., 2016.
18. Agrawal A., Gans J., Goldfarb A. Prediction machines - The simple economics of artificial intelligence. Harvard Business Review Press, 272 Pp., 2018.